JN251476

病院前救護学の構築に向けた
理論的基盤

窪 田 和 弘 著

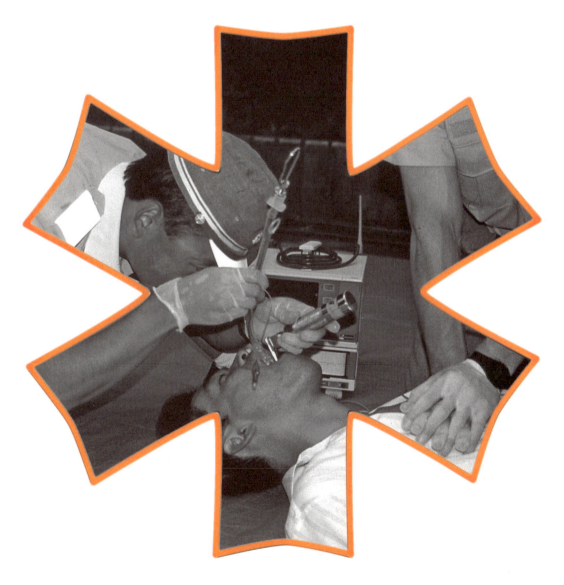

近 代 消 防 社

序にかえて

(積年の思い)

　唐突に現れたタイトルに、「何事か？」、「なぜ今に？」など、訝しがる御仁もいるかと思う。これから病院前救護（救急業務）の実際の意味を真剣に考えることの意義について話を進めていく。「救急を学問的に体系付けなければならない」と声高に言う方は多いが、では具体的にどうするかを実際に示した方は、知る限りにおいて皆無である。

　少なくとも現時点において、ある意味で私は異端かもしれない。20年以上前から言い続けているが、私のミッション力不足なのか、あるいは、それほど共感する内容でもないのか。ああ、このまま世に出ることなく埋もれてしまうのかなあと、故郷奄美の地の朽ちた墓標を想像しながら忸怩たる思いをしていた。

　傷病者を何名蘇生させた、気管挿管を何件実施した、家族から感謝の言葉を頂いた、このような自分だけの思いを糧としながら、日々の業務を積み重ねていくだけでいいのだろうか。現場で活動していくうちに、おそらく病院前救護の本質を振り返るような時期が必ず来るだろう。

　初めて聞く内容だろうから、できるだけ分かりやすく説明しないといけない。理解しづらいかもしれない。小難しいことが書いてあるが、これは悶々と過ごしている日々と関係があるのかなあ、など思い当たるふしがあると感付いてくれればと思う。

> ☞ NOTE
> 実践なき理論は空虚、理論なき実践は盲目－クルト・レビン
> 最も理論的なものは最も実践的、病院前救護は実践科学

　冒頭では、あえてこの名言の意味合いを説明しない。これから話を展開していくなかで、思う存分に納得して欲しい。これから私の言わんとすることは、病院前救護についての考え方の拠り所を求めていくものである。救急隊員、救急救命士の教育向けに標準テキストやいくつかの参考書があり、すでに本質を体系化した学問が出来上がっている、何ら業務に支障を来していないのではと、多くの方が思っているかもしれない。

　しかし、これらは救急隊が現場で扱う症状・病態や活動要領等をモザイク的に寄せ集めたに過ぎず、これを総称して病院前救護の学問が出来上がっている

とは言えない。どのような方法で病院前救護の本質を追い求めていくか、できるだけ噛み砕いて話すが、残念ながら私自身達観しているわけでもない。現在も青い鳥を追い求めている状況だが、解答は童話と同じように意外と近くで簡単に見つかるような気がするのである。

（「病院前救護とは何か」を客観的に捉えるに至った背景）

　口はばったい言い方かもしれないが、なぜ病院前救護の本質をしっかりと捉えなければいけないのか、その必要性を考えるに至った背景がある。救急救命士制度の創設前で、救急隊員に高度な応急処置を行わせようとの社会的機運が最高潮に達した平成2年からの2年間、東京大学医学部附属病院で研修をする貴重な経験を得た。救急隊に対する技術指導の任が期待されていただけに、当初は研修医と競い合わんばかりに必死になって医療技術を習得した。今となっては時効になるが、気管挿管や静脈路確保の実施回数をある程度こなしていくうちに、2年間ズーッと同じことをするのかなあ、自分なりに技術をマスターし、学んだ内容を単に後進に伝えるだけでいいのかなあと、不安めいたものを感じるようになった。

　指導に当たってくれた三井香兒先生（故人）は、「気管挿管はだれでもできる、なぜそれが必要なのかを考えろ」が口癖だった。応急処置に関する技術は人命に関わるだけに、その習熟は徹底したものでなければならない。研修中にいろいろと見聞、体験していくなかで、「救急業務とは何か」、「応急処置の技術性が救急業務の理念にどのように包含されるべきなのか」、「救急現場で行う応急処置と病院内の医療処置とはどのような差異があるのか」など、病院前救護の本質を追い求めなければならないという気にかられ、学んでいく知識・技術が高度になるほどに、その思いが自分の身に重くのしかかってくるような気がしてならなかった。

（病院前救護に関する学問は、だれが、どのように作り上げていくの？）

　平成3年の救急救命士制度の導入以来、一部の者に気管挿管等の実施が認められ、病院前救護の現場での処置が医行為として深く関わりを持つに至った昨今、やっとのことでというか、病院前救護の本質を求める意見が散見されるようになった。

　「Prehospital Care 第22巻、第3号、東京法令」の「特集　教育について考える、救急救命士の養成課程における2つの問題点」で、大橋教良先生は、病院前の患者の生命と安全の維持に関する学問体系が確立されない以上は、いくら救急救命士の処置範囲の拡大、職域の拡大を声高に叫んでみても発展はあり得ず、さらには養成課程のカリキュラムも国家試験も普遍的なものでもないとし、国家試験に必要な学問体系の確立の必要性を訴えている。また、橋本雄太郎先生は、医師主導型教育から脱却し自らの教育体制を作ることは、的確な

救急業務の実現に効果的であるばかりでなく、病院前救護体制のなかで救急隊員という職種が独り立ちし、救急隊員の地位を向上させるために必要であるとしている。さらには、山本五十年先生は著書「救急現場学へのアプローチ、永井書店」で、現場管理学、病院前診療技術学、医療システム学、情報システム学を系統化したものを救急現場学とし、経験を科学的に思考し救急現場学を高めることが求められるとしている。

　これらのいずれも救急に造詣が深いとはいえ、救急隊以外の方からの提言であり、最もその必要性を感じなければならない現場サイドから、今もって病院前救護の学問体系の構築についての機運が芽生えてこないのは残念でならない。しかし、"外部"からにせよ、このように教育、学問について救急隊の主体性を訴える潮流が起き始めたことに、筆者としては救急隊の進むべき道に一縷の光明がさし始めた感を抱くものである。

　というのは、筆者は平成３年に（財）東京消防協会が発行する月刊誌「東京消防」に「救急業務論の確立について」と題し11回に渡り、救急業務の捉え方、傷病者と救急隊との関係、観察、応急処置、救急隊員の資質向上策などのテーマを取り上げ、救急業務の本質を探究しなければならないと説いている。もちろん、救急業務論なる用語は筆者の造語であり、救急業務全体の本質を総括して救急業務（概）論と称した。概論としての捉え方には、生物学概論、看護学概論などがあるが、学問の導入に当たり包含される各分野を概観的に学ぶのではなく、困難な作業を極めるが救急業務全体をできるだけ科学的な思考、理論的な捉え方をする意味合いで名付けたものである。

（手技崇拝、経験重視主義への反省）

　序の部分では、「医療とは異なった救急業務を特色付ける種々の制約条件（救急現場での活動特性、例えば、凄惨性、活動時間帯や救急自動車という限定された環境での処置、さらには救急隊員の応急処置内容と使用資器材など）のなかでは、単に医学の受け売りではなく、救急業務本来のあり方、本質が追究されなければならない。また、救急活動においては経験が優先される傾向がある。多くの事例、経験に裏付けられた知識、技術も大事であるかもしれないが、それだけでは救急業務の大きな進歩はあり得ない。救急業務の実践をより確実なものとするためにも、拠り所となる土台骨を理論的に体系付けなければならない。」と述べている。

　今回、本書の上梓を思い立ったのは、病院前救護を理論で武装し、学問的レベルまでに高めなければならないとの思いの丈を全国に発信しようと、義憤めいた気持ちに再度、駆られたからである。そもそも「病院前救護をどのように捉えるか」などの考究がなく、だれもが手を付けていない状況では、独自に探究を続け、自分なりに病院前救護の本質を結論付けるのが最良のやり方であるとの当時からの思いがあり、初心、一貫性は今もって揺るぎない。その思考の深遠、精緻さはともかく、自分なりの病院前救護の捉え方は陳腐なものでもな

く、ましてや決して独善と偏見に満ちたものとも思えず、多くの者に共感を与え、必要性を認識させるに十分耐え得るものと自負している。ここに長年の執念に似た思いを奮い立たせながら話を進めていきたい。

　本文中、救急業務の歴史的な背景を力説する場合には、「救急業務」の用語を用いているが、それ以外は救急医療体制での位置付けを際立たせるために「病院前救護」を意識的に多用している。また、現場で活動する者については、消防機関に所属する「救急隊」を特定し、汎用的に「現場で活動する者」を用いている箇所もある。

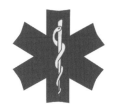

第3章　理論と実践の統合

第4章　病院前救護の学問構築に向けて

第1章

理論の基礎

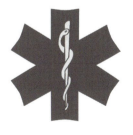

1 理論を学ぶ

(1) 理論とは

理論とは、共通性・一般性なるものを見いだし体系化すること

　理論とは、ある対象の本質として個々の事実や現象を一般化し、統一的に説明できるようにするとともに、逆に本質を捉えることのできる力、対象の見方や考え方についての力を持つ体系的知識をいう。対象となるものは、様々な特性を持ち合わせているが、いきなり個別性・特殊性に注目するのではなく、初めに一般性・共通性なるものを見いだし体系化するのである。これを病院前救護に当てはめてみると、病院前救護における事実や現象を説明し、病院前救護に対する見方や考え方を体系付けたものとなる。

対象がよく理解でき、よりよい救護につなげられる

　理論は体系的な知識であり、これを用いることで対象がよく理解でき、ひいては期待する目的につなげられ、さらにはどのような条件で、どのようなことが起こるかをも予測できる。これが、いわゆる理論に基づく実践であり、確固とした因果関係が出来上がり、きちんと事実や現象を証明する。**CPA**の救命を例えると、心肺蘇生法の有効性が臨床研究やデータ等のエビデンスにより証明され、科学的なコンセンサスの得られたものによって現場での活動が支えられる。

(2) 理論の確立

理論作りはPDCA過程の繰り返し

　理論作りは本質を追い求めることであるが、普遍的（完璧）な法則が即座に出来上がるわけではない。仮に適切だと思って理にかなった行為・行動を取ったにもかかわらず、期待する効果が得られない場合もある。当然にやりっぱなしではなく、事実や現象の認識、判断、取った行為・行動のどこに問題があったかを検討、修正し、さらに新たな試みを行い、期待する目的が達成できたかどうかをみる。このような**PDCA（PLAN、DO、CHECK、ACT）**過程を繰り返し、理論に基づき実施した結果、その効果が客観的に証明されて対象の事実や現象を捉えると、それは理論が正しいことになる。最適な行為・行動により期待する目的を達成したことが、科学的に裏付けられた知識となり、客観的なものとして積み重ねられ理論へと発展する。

科学的に裏付けられた知識

仮定と事実や現象が一体に現れるとは限らない

　しかし、科学的な知見が得られたにしても病院前救護の物事や事象は、実験室のように立てた仮定と事実や現象とが、常に一体となって現れるような単純なものではない。バッグバルブマスクを適正に圧すると常に一定の換気量が得られるが、痩せた人・極端に太った人、肺に疾患を持った人、小児、高齢者、

喉頭部に腫れを来した人など、現場の傷病者は様々であり、立てた仮定に基づき一様に用手による気道確保を試みて効率的な換気を求めようとする、あるいは、全ての傷病者にスムーズな換気が図られるような気道確保をしても、同じ効果が現れるとは限らない。身体的な特性や生活様式等の異なる傷病者を相手に、そもそも行動様式の異なる者が働きかけをする。手やマスクの当て方（マスク外周縁の空気量調整等）、傷病者の頭部固定要領等（十分な気道開存、バッグ送気時の頭部の左右への動き、頭部を両膝部に軽く当てて固定するなど）を試行錯誤しながら、最適な手技を見いだすことになる。

形式知の形成

このような過程を経て仮定に基づく事実や現象が、はっきりとした形になって現れ、ある一定の手技を確立すると、一定の教育訓練を受けた者ならば、だれがやっても、ある程度はできるというように処置が技術化され、形式知としての形成が期待できる。

図1　理論化

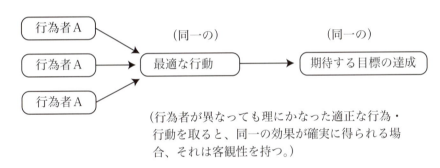

（行為者が異なっても理にかなった適正な行為・行動を取ると、同一の効果が確実に得られる場合、それは客観性を持つ。）

個別性や特殊性を主体的・意図的にみる

これは何も現場での行為・行動全ての一挙手一投足を同じにするというのではない。行為・行動とは、その人の認識であり、出来上がった一般論をベースにして、現場で様々な状況にある対象物の個別性・特殊性を主体的・意図的に捉えることができるようになることが、現場で活動する者に求められる。

> ☞ NOTE
> 本質的、一般的、共通性、普遍的、理性的➡共通の"認識"
> 個別的、特殊性、具体的、感性的、現象的➡個人の"想い"

(3)　理論と実践

理論的な裏付けを持った実践者

病院前救護での処置が高度化されたがゆえに、これまでのような技術（スキル）のテクニッシャンとしてではなく、しっかりとした理論的な裏付けを持った実践者でなければならない。本当の意味での実践者とは、目的に合わせて対象となる物から事実や現象を見つけて実践に移すことである。定型的なやり方に埋もれるのではなく、自らの行為・行動について常に"仮定→検証"を繰り返し、だれにも等しく受け入れられる高位レベルの理論を形成する者をいう。

事例を集団全体の共有財産にする（言語化・可視化）

言い換えると、貴重な事例経験を単に個人的な経験に終わらせるのではなく、他人にも利用できるよう言語化・可視化し、その集団全体の共有財産となすのである。（現在、救急隊の用いる応急処置に関する技術は、極めて洗練されて出来上がったものであるから、実際の"仮定―検証"過程を取るのは、実際には極めて稀である。）

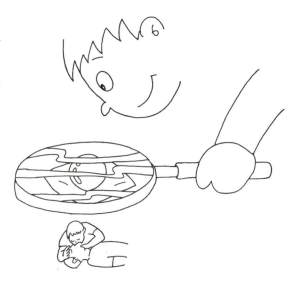

理論作りの目的はそれだけない。例えば、病院前救護は、「処置を高度化しなければいけない」、「搬送と処置の両者である」、「搬送中心である」との意見を持った者がいるとする。いずれも、そもそも本質を捉えていないから議論がかみ合ってこない。これは理論を導き出していないがために、同じ物事や事象を違う認識のもとに三人三様で捉えており、共通の土俵で議論ができず、ましてや深化することもない。対象から得られた客観的な事実や現象を共通の認識で捉えると、より発展的な議論ができるようになる。

客観的な事実を共通の認識で捉える

後述の「本章、3 病院前救護の理論作りに向けて、(2) 理論がこれまで確立されなかった理由」の内容を改めて認識するとともに、病院前救護に対する今までの発想を転換させなければならない。これを実現するには、病院前救護の学問的な意味合いを重く受け止め、病院前救護の理論を科学的に構築していくしか方法はない。

2　病院前救護と理論

(1)　匠の技能（ワザ）でいいの？

その人だけが保有する "技能（ワザ）"

　理論家よりもベテランの域に達した経験豊富な者が、周りから尊敬のまなざしを受ける傾向が強いのは、いずれの職業でも同じである。病院前救護も長い経験の積み重ねと実践に対する熱意でもって支えられている感が強いが、それだけに頼り切っているとすれば、救急隊の行う行為・行動は、いつまでたってもその人だけが保有する "技能（ワザ）" に過ぎない（暗黙知、経験知）。

> ☞ NOTE
>
> 　暗黙知とは経験やカンに基づく知識のことで、個人はこれを言葉にされていない状態で持っている。例えば、個人の技術やノウハウ、事実や現象の捉え方や洞察が暗黙知に当てはまる。
>
> 　形式知は、主に文章・図表・数式などによって説明・表現できる知識を指す。形となって表れているため、だれでも認識が可能で客観的に捉えることができる知識である。

経験事例の共有化

　技術の発展が個人の経験と熱意に依存している限り、後に続く者は職人養成と同じように年月をかけ、先輩の背中を追い、見よう、見まねで、やっとのことで先輩の持つ "技能" を会得することになる。旧来のたたき上げ方式ではなく、現場での経験事例がもっと共有されたものとして、だれもが等しく利用できるようにならないだろうか。試行錯誤という稚拙なやり方でなく、より優れた方法を用いることはできないだろうか。

(2)　技術の体系化

理論の確立によって実践が "技能" から "技術" への転化

　このようことから病院前救護の理論が必要になってくる。理論を確立することで実践そのものは、"技能" から "技術" へと転化する。この段階では、まだ確固たる理論に至っておらず、多様な傷病者に全てが適用できないかもしれない。しかし、定義が完全でないと理論が進められないというのではない。最初の多少のあいまいさは容認せざるを得ないが、傷病者のニーズや現場の多様性・特性に即して、物事や事象からできるだけ客観性を導き出す努力をしていく。

さらには、絶えずフィードバックを繰り返し、完全なものへとPDCAの過程を取る。この過程の積み重ねが、やがては理論を形成し技術の体系化に役立ち、ひいては病院前救護の発展につながる。**図3**のように、段階的な理論の洗練化への過程を経て、等しく共有できるものに仕上がっていく。

PDCA過程の集積が理論を形成

（技能と技術）

ここで"技能"と"技術"の差異について説明する。技術は個人的に修練を積み重ねて習得されるが、職人肌のコツやカンの域にとどまり、徒弟制度的に後輩に伝承していく形態の感が強い。これは、実践には間違いないが、技術でなく技能というものである。技能は手技的には極めて適切であるが、実際の方法について口頭では説明できず、その人個人だけが保有しているに過ぎない。

反対に技術とは、知識的な裏付けがあって個人から個人へと伝えられ、しかも一般化・共有化することで、さらに技術性が高められていく。看護学で両者の差異を論じる際に多用されている用語の定義を紹介する。

技術とは人間実践における客観的法則性の意識的適用

「技術とは人間実践における客観的法則性の意識的適用であり、技術は客観的であるのに対し、技能は主観的、心理的、個人的なもので熟練によって獲得される。」

(3) 理論の構成要件

① 一般性・共通性

病院前救護では、全ての臨床医学分野での傷病者を対象にする。老若男女、悲壮感に陥った者、あるいは怒りを露わにした者など、人間社会そのものの客観的な描写でもある。日々の多様な経験のなかから共通認識となる、何らかの一般性・共通性を見いだせないだろうか。日々取り扱う事例は、個別性・特殊性を特徴とするが、まずは、このなかから処置や対象とする傷病者の扱い方、行動要領等についての一般性・共通性を見いだしてみる。

多様な経験から共通認識となる一般性・共通性を見いだす

> ☞ NOTE
> 病院前救護の活動を分解し、分解されたものから共通となる一般的法則を見いだす。
> 現場で起きている物事・事象から本質を見いだす。

図2　一般性・共通性の見いだし

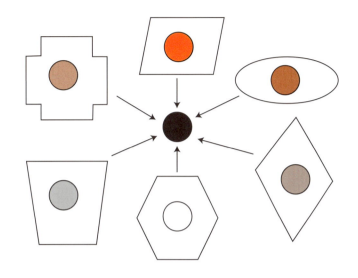

　　多様な個別性・特殊性のある対象（物事・事象）から、一般性・共通性（●）を見いだす。

　　一般性・共通性はルーチン化と意味合いが異なる。事案の覚知から待機場所へ戻るまでの間、活動の効率性だけを重視するなら、単に機械的にマニュアルどおり行えばよい。しかし、これは長年、活動をしているだけに過ぎない。このように、病院前救護全体をルーチン、マニュアル的に捉えてしまうと、理論は無用となる（ただし、本質を確立した上でルーチン、マニュアル的な活動に臨んだ場合には、新たな物事や事象への対応がスムーズになる）。

理論構築は実践の羅針盤
　　個別性のある傷病者に対処する際、一般的な法則性や本質を示唆するものが存在しないかを絶えず自問自答し、これが理論として新たな物事や事象にもうまく適用できたか、あるいは、別の理論を構築しなければならないというように、病院前救護を行っていく上での羅針盤となるものを作り上げていく。

②　科学的であること

　　さらに、科学的に認識するという具合に変えていく。経験的に行っている病院前救護、この事実や現象を科学的に研究する。あえて科学的な意味合いにこだわらないと学問にならない。日々実践している経験事例のなかに、どのような事実や現象があって、どのように取り組んだか、このような科学的な思考過程を絶えず経るようにする。論理的に探究する、これがとりもなおさず、病院前救護の実践を科学的に認識し、本質を導き出すことにつながる。

科学的な思考過程による本質の導き
　　病院前救護の本質を捉える必要性を分からせるために長々と話したが、科学的に分析する意味合いを説明する。科学的な方法とは、ある物事や事象に対し、問題の発生から解決までを客観的で妥当性のあるプロセスを用いて行うことである。客観的で妥当性のあるプロセスには法則性が存在し、一般的な問題解決ができるようになる。このように一般性・共通性が存在し、他の物事や事

象でも同じ認識レベルに置かれ、すぐに使えなければならない。まさに個々の
レベルにおいてはもちろん、統合体としての病院前救護全般も科学的でなけれ
ばならない。

> ☞ NOTE
> 　科学的であること（科学的とは、ある対象を一定の目的・方法のも
> とに実験・研究し、その特殊性を体系的に組み立てて一般的法則を見
> いだし、その応用を考える学問）

科学的（純然たる
自然科学とは異な
る）として客観性
を持たせる

　しかし、これは人間の五感で得られたもので純然たる自然科学とは異なる
が、あえて"科学的"として客観性を持たせるのである。様々な側面で構成さ
れている物事や事象から、一つひとつ正確な事実や現象を獲得していく。
　一般に科学的というと高度な技術を思い浮かべるだろう。だれでも水素と酸
素の化合で水を作れる。本来の科学は一定の法則を見いだし、条件が同じであ
れば、だれが試みても同じ結果が得られる性質のものである。しかし、病院前
救護の対象は生活体として多様性を持つ人間であり、純粋科学で捉えられな
い。技術性の高いものだけでなく、物事や事象に潜んでいる一般性・共通性を

表面化し、だれも
が等しく認識でき
る

見つけ出して、きちんと表現化し、だれもができるだけ等しく認識できるよう
にするのである。
　担架搬送を例に挙げてみよう。曳行中の転倒防止を図るために低重心にす
る、容態変化に迅速に対応するために足側先行の隊形を取るというように、あ
る程度、理論的に納得できる原則がある。それ以外に腰高の、しかも移動中の
担架に乗せられた不安感を軽減する、あるいは担架の上下操作時、段差・でこ
ぼこ路面を曳行する際には、事前・事後にきちんと声をかけようとか、合理
的・論理的に明らかにしていく。
　救急活動を分解すると、指令を受ける→救急自動車を運行する→活動の安全
性を確保する→周囲の状況及び傷病者を観察する→応急処置を行う→傷病者と
のコミュニケーションを図る→担架・救急自動車で搬送する→医師との連携を
図る→医師に傷病者を引き継ぐなど、活動場面（フェーズ）ごとに捉えること
ができる。それぞれの活動場面（フェーズ）でどのような事実や現象があるか

フェーズごとの事
実を抽出

を、日々の事例から事故種別、時間、傷病者等に関係なく全てを調べる。これ
については「第2章　病院前救護の理論作りの実際、1科学的に分析する」で
説明する。

(4)　特殊性と理論

個別性・特殊性の
ある傷病者への適
応
　理論とは一般的な法則性を用いて最適な対応を行うために、客観的事実を導き出すものであったが、これまでの活動をみても一人一人違っており、全て同じ行為・行動で対処できるような事例はなかったと思う。個別性・特殊性のある傷病者に対応できないなら、今まで何のための理論作りであったかと誹るかもしれない。このような場合、症状の悪化防止、生命の危機回避のためには、どうしたらよいかを判断して、いろいろな手段のなかから、もっともよい方法を選んで傷病者に介入していかなくてはならない。

実際的な理論適用
　実際的な理論を適用し、個別性・特殊性の強い傷病者に対し病院前救護の目的を達成するためには、高度な判断を用いた挑戦する実践者としての能力が求められる。個別性・特殊性全体とは、例えば、後述する高齢者の心筋梗塞のように病態の部位、症状、表現だけでなく、高齢者特有のコミュニケーション等の個別性・特殊性を有機的につなげて、全体的に傷病者を把握することを意味する。完全な法則にまで至らなくても、目的に合った法則性（一般

批判的思考を用い
る
性・共通性）を適用する。しかし、これで良しとするのではなく、批判的思考（Critical Thinking；適切な基準や根拠に基づく倫理的で偏りのない思考）を用いてブラッシュアップしていく。

図3　理論化の過程

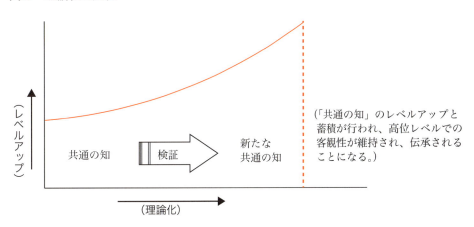

対象特性に応じて
理論を修正するこ
とが専門的実践者
　現場の活動に必要なのは、一般性・共通性を前提にマニュアル等に従って正確に行えばよいといった機械的な技術ではなく、理論を根幹にしながら対象特性（個別性・特殊性全体）に応じて修正し適用する、いわゆる高度な専門的技術の保持である。このような高度な判断が現場で求められるのであり、仮に不要なら全ての傷病者に同一な対応をすれば事足り、病院前救護の専門性は成立

対象の一般性を捉
えることで個別
性、特殊性がみえ
てくる
しなくなる。
　先に述べたように、全ての事例に該当する一般性・共通性の法則は、あり得ないが、そもそも個別性・特殊性と対立する概念ではない。一般性・共通性は個別性・特殊性の対極ではなく、その延長に存在する。目の前の物事や事象の一般性・共通性をしっかりと捉えることができるからこそ、個別性・特殊性が

みえてくるのである。

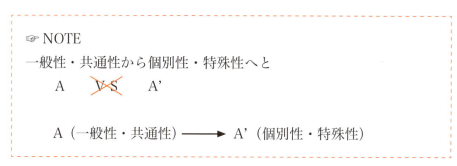

　例えば、心筋梗塞の場合、一般性・共通性として最も典型的な胸痛、前胸部の圧迫感、絞扼感の症状、締め付けられる、押さえ付けられるなどの表現がある。しかし、高齢者の場合は、胸痛を全く認めない（無症候性心筋梗塞）、かぜ気味である、元気がないなどが、胸部疾患を示唆する内容で、さらに高齢者特有のコミュニケーションが混ざり合ってくる。このように一般性・共通性を前提としなければ、何が個別性・特殊性であるかを際立てて捉えることはできない。

　多様性を有する人を相手にする場合は、実験科学のように普遍的（完璧）な法則というわけにはいかないが、合目的な法則性を意図的に用いて目的を達成することが重要である。このような経験を積み重ねていくと、例え活動する者が異なっても、理にかなった同じ行為・行動を取ると同一の効果が確実に得られるという具合に、客観的な法則性を見いだしたことになる。これは、現場の活動に必要とされる技術の個別性・特殊性とも言える。この修正も何らかの基準が必要であり、図4で示すように、既に出来上がった理論をベースに、さらに高度な理論が構築されていく段階的な発展過程をたどる。

法則性を意図的に用いて目的を達成する

図4　個別性・特殊性を捉えた理論の発展過程

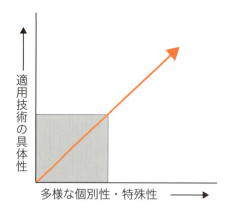

　図の塗りつぶしの部分は、一般的な共通理論として出来上がったものである。いわゆる、傷病者の一般特性に応じて適用する対応要領（処置技術、コミュニケーション等）も、一般性・共通性のものである。しかし、一般性・共通性からはみ出す傷病者の特性に対処するには、当然にこれまでの技術が適用で

きなくなり、新たな技術を選択しなければならない。これが個別性・特殊性全体を捉えた、実際的な理論に向けた修正過程である。個別性・特殊性全体を捉えて初めて、傷病者個々への対応が可能になる。当然に塗りつぶしの共通理論を完全に習得しなければならない。このように病院前救護の本質を捉えていくためにも、理論化の過程は避けられない。

個別性・特殊性全体を捉えた実際的な理論化への過程

(5) 理論の適用

理論化とは本質の概念を目新しい物事や事象にも対処できるようにすること

"目的─対象─方法"の手法で科学的に抽出、理論化

傷病者の対応には個別性・特殊性が求められるもので、物事や事象の本質である理論（一般性・法則性）が、新たな傷病者の個別性・特殊性にも対応できなければならない。病院前救護の対象には、一つとして同じ事例はないと言われるように無限に存在し、日々、目新しい物事や事象を体験しているといっても過言ではない。

しかし、これを毎回、特殊なものとしてだけの捉え方をすると、単に経験の積み重ねに過ぎない。繰り返すが、理論化とは本質の概念をしっかりと身に付け、目新しい物事や事象にも対処できるようにすることである。経験の積み重ねだけでは、単に莫大な資料を蓄積しているだけであり、一つひとつの物事や事象に潜むものを、"目的─対象─方法"の手法で科学的に抽出、理論化し、常に根幹に据えて複雑、斬新なことに対処する鍵にする、あるいは、個別性・特殊性を捉えるベースにする。

さらに個別性・特殊性を捉える基準として作り上げた一般論を用いて、"個別化・特殊化⇔本質"の"行ったり（上る）来たり（下る）"を絶えず念頭に置き、物事や事象に対応していく。これは手間を要するが、個別性・特殊性をそのままにしておいては一般化されないのは当然で、常に共通部分が一貫しているかを判断しなければならない。

図5　"個別化・特殊化⇔本質"の行ったり（上る）来たり（下る）

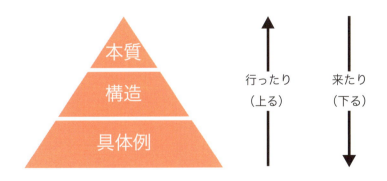

独自性・機能性をしっかりと見据える

一般論を根幹にして個別性・特殊性を捉える共通の原理を示したとしても、相手は社会に対して複雑な働きかけを行い、また、個としても認識の相違がある人間であるから、現場で活動する者の個別性・特殊性の捉え方も千差万別である。しかし、この限りない個別性・特殊性をしっかりと捉えることが必須の要件となる。自己学習により絶えず蓄積すると、個別性・特殊性をしっかりと

見据えることができるようになる（「本章　(4) 特殊性と理論」を参照のこと）。

☞ NOTE
"個別化・特殊化⇔本質（一般化・共通化）"の"行ったり（上る）来たり（下る）"
　本質の概念をしっかりと身に付け、目新しいことにも対処できるようにする。

(6)　評価の意義

　目的達成に向けた実践があり、結果が意図したものであるかを評価するために、**図6**に示す**PDCA**の過程を取ると、仮に適正な評価が得られない場合には、いずれの過程に過ちがあったかを具体的に検証できる。また、同じ失敗の繰り返しを避けるとともに、理論や実践の発展にも欠かせない。これを振り返りもせずに、やりっぱなしの状態にしておかないことである。

可視化による共有の財産として蓄積

　適正な評価が得られた場合には、客観性を持たせ言語化・可視化することで、共有の財産として蓄積される。他のメンバーに共通に認識されると、疑似体験としてその人の実践の質、量を高めるのに役立つ。さらに、これが組織全体に広がると現場で活動する者のレベルアップが図られ、病院前救護における職業、学問の専門性ばかりでなく、社会的な認識・評価を高める。

　評価は、**PDCA**の過程において、種々の条件の異なる現場や傷病者への働きかけに対し、期待する目的が計画どおりに、どの程度達成できたかをみる。これは、傷病者の立場からすると、「症状の悪化防止」、「救命」等の医療処置につながったかどうかになる。

事実が理論的に証明されたかを検証

　これをサイクルとして新たな実践過程に導入していくには、当然に物事や事象が理論的に証明されたかを検証しなければならない。理論構築をもとに計画を立て、実践し、再び評価して理論が評価され、修正される。こうした理論の体系化は、病院前救護の実践の場においてこそ可能であり、一旦、形成されたら理論は共有の財産として利用される。このように実践過程における計画、評価、改善と理論との相互関係を強く打ち出すことで実践と理論が表裏一体をなす。

実践過程と理論のサイクル

図6　理論化の過程

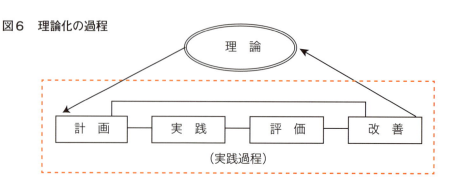

3　病院前救護の理論作りに向けて

(1)　理論がなぜ必要なのか

新たな事象に対する特別な思慮もない場当たり的な対応

　病院前救護は危機的状況にある傷病者に対応するもので、現場での持てる全ての知識・技術・態度を傷病者の救護に傾注しなければならない。傷病者そのもの、あるいは置かれた環境は、いまだかって経験したことのない未知への挑戦でもあるが、特別な思慮もない場当たり的な対応は、決して許されるものではない。これを体のいい臨機応変、ケースバイケースで片付けようとしてはならない。**図4**で説明したように、思考や行為・行動の中核に据えた理論を用いて初めて、臨機応変に対処できるのである。高度な能力を有しない者が対処したがために、助かるべき命がみすみす失われたのでは済まされない。

適正な病院前救護の実践に導いてくれるのは理論

　熟慮する時間的な余裕のない現場で適正な実践を導いてくれるのは、理論以外にあり得ない。理論は日々扱う事例の一般化・共通化を図り、できるだけ多くの事例に汎用的に適用できるようにし、場当たり的、盲目的な対処を少なくするものである。

　病院前救護の過程では、まずは理論をとおして対象を科学的に捉える。さらに理論に基づいて傷病者の求めるものは何かを判断し、理論に基づき適正な傷病者介入を行う。このように、過程のそれぞれが確固とした理論によって支えられている。理論とは自らが模索し事実や現象として掴み取ったものであり、日々の実践指針及び心の拠り所となる。

> ☞ NOTE
> 病院前救護の理論は、日々の実践指針及び心の拠り所となる。

言語化・可視化した病院前救護の理論

救急隊独自の理念

　「理論なき実践は盲目、実践なき理論は空虚」、確固とした理論なしの実践は場当たり的、ケースバイケースで実効性が得られない。また、実践を伴わず理論だけを振りかざす机上の空論は、実際に役立たない。まさに両者は車の両輪の如く表裏一体をなす。病院前救護が素晴らしい業績を踏まえて、さらに発展するためには、現場での実践を分析し、言語化・可視化した理論を作り上げて共有の財産となすのである。救急医療体制のなかで主体を常に活動する側に置き、「病院前救護とは何か」を前提にした独自の理論が是非とも必要となる。

(2) 理論がこれまで確立されなかった理由

① 病院前救護の運用実態

救急業務の実施は、市町村を主体とする給付（サービス）行政の一環で、救急隊出向の形で住民にサービスを提供する実践的な面が重視されたあまり、そのあり方を追求する理論の必要性をだれも認識できなかったことが挙げられる。何もこれは病院前救護だけに言えるものではないだろう。

"how to" 的な実務中心の教育への反省

そもそも現在の大学教育でさえも職業訓練的な意味合いが強く、ましてや救急隊のように消防を運営するために必要な人材として組織内で養成されるとなると、使いやすい人として短時間のうちに即戦力として仕上げなければならない。"how to" 的な実務中心の教育に終始する傾向になるのは、やむを得ないことかもしれない。

また、救急業務の歴史的経緯をみると、根拠法である消防法の制定当初から災害や事故による負傷者搬送を目的とする旨の定義にもかかわらず、実際の運用では、急病に対してもかなりの比重が置かれていた。急病だけを緊急搬送の対象外とする疑義や救急業務をあまりにも形式的に運用することによる国民利益の損失、公共性の認識の高まりなどの背景が存在するにもかかわらず（両者を完全に区分して運用しようとする功罪論議は別にして）、事故形態に関係なく、また、軽重等による傷病者選択が行われずにいた。このように、病院前救護独自の領域を明確にできずに運用実態から渾然となってしまった経緯があり、このことが本質を追究する学問的領域の確立の意義を曖昧にしたかもしれない。

> ☞ NOTE
> 　救急業務とは、搬送のみならず傷病者が医師の管理下に置かれるまでの間において、緊急やむを得ないものとして応急の手当を行うことを含む、と消防法に定義付けられている。さらには救急業務実施基準について（昭和39年3月3日、自消甲教発第6号、各都道府県知事あて消防庁長官）では、市町村の消防機関が行う救急業務の事項として救急活動、医療機関との連絡、消毒、住民に対する普及啓発等が盛り込まれている。このように、実際上の救急業務の用語は、搬送及び応急の手当より幅広い意味合いで用いられていることになる。

② 病院前救護の活動の形態

経験はその人の体験に終わる

理論の発展は日々の経験のなかから一般性・共通性を見いだし、法則化することから始まる。経験は、まさにその人の経験そのものであり、そのままでは他人に共有されずに単に埋もれていくのみである。経験した推奨事例のみなら

ず、問題点を惹起した事例を組織的なものにすることで、病院前救護の発展がもたらされる。組織的なものとは、実践を個人レベルのままにしておくのではなく、しっかりと理論化するのである。例えば、事例発表をする際には、きちんと論理的に思考・整理しないと発表に耐え得るものにならないが、事例のなかに潜在する事実や現象を客観的に明らかにする取り組みが必要となる。

　救急隊が単隊活動であるために客観的な評価の目が届きにくく、今まで述べてきたように、活動が自己の経験の蓄積に終始しがちで、学問としての必須要件でもある"科学的である"ことに昇華させようとの認識が、個人的、組織的にも希薄であった。

　今日では、地域ごとにMC（メディカルコントロール）体制ができ、活動内容の共有化が図られるようになり、貴重な事例も個人のものとして終わらせてしまうのではなく、成果をまとめ上げ、共通のものとして病院前救護の社会的な評価を高めるような取り組みがされつつある。

③　物事や事象の多様性

多様性のなかから一般性・共通性を見いだす努力を

　救急業務の開始以来、実態上は、急病や外傷、事故や災害、乳児から高齢者、軽症から重篤・CPAと、非常に多岐に渡る社会的事象を扱ってきた。本来ならば、このような物事や事象なればこそ、病院前救護の視点から一般性・共通性を見いだす努力をし、これを根幹に日々の活動に臨むことが、筆者の目指す病院前救護の理論作りである。しかし、これを体系的にまとめて学問とするには、かなりの労力を要するだけでなく、実際にはジャンルの違う内容に、どのように科学的な解を求めて共通のものにするのか、だれもそのノウハウを持ち合わせていないのだろう。

④　技術性の偏重

医学ダイジェストの受け売り的な技術偏重の猛省

　医学ダイジェストの受け売り的な技術面が重視されるあまり、病院前救護の本質を問うことの必要性・重要性を認識できず、独自の学問体系を確立する機運の盛り上がりさえなかった。観察の必須アイテムである聴診器や血圧計等への導入経緯からもみて取れるように、医療、科学技術の目覚しい進歩や社会的な要請を受け、医師法の制約を少しずつ打破しながら、病院前救護領域への医療用資器材導入にのみ心血を注いできた。

技術は病院前救護の構成要素の一つ

　また、高度な技術が導入されると、一目散にその技術の習得に追われる傾向にあったことも否定できない。技術そのものの重要性は十分に認めるものの、あくまでも病院前救護の一側面を構成するに過ぎず、技術偏重を脱却しない限り、実践につながる理論の芽生えさえ生じないのは、当然であると言わざるを得ない。

> ☞ NOTE
>
> 　技術は、病院前救護の一側面を構成するに過ぎず、技術偏重の認識を脱却しない限り理論は芽生えてこない。

　的確な観察判断に資する、救命率向上には不可欠であるなどと、技術導入の効果だけを説いているが、あくまでも処置の技術性が病院前救護の理念にどのように包含されるべきかを、しっかりと位置付ける必要がある。気管挿管を例えると、技術の完璧さや迅速性だけでなく、**CPA**、すなわち救命の過程にある傷病者を的確・迅速に医療処置につなげるためには、実施適否の判断、失敗時における実施回数の制限など、常に病院前救護全体の意義、目的を捉えるようにする。でなければ、気管挿管を100％成功するが、一度も救命に結びつかなかったというように、まさに病院前救護の本質を完全に逸脱した技術の適用になりかねない。

病院前救護の本質を完全に逸脱した技術の適応

　このように種々の制約条件の多い現場活動では、活用する資器材の種別選択はもちろん、効果、操作手順、容易性、操作時間、他の技術との関連などを踏まえた上で、新たな処置導入の意義を考えるのである。

⑤　教育内容の欠落

理論の必要性の認識を教育の段階から植え付ける

　救急隊や救急救命士教育そのものに最大の原因があることも認めざるを得ないだろう。これらの課程においては、就業に必要な知識・技術の習得にあまりにも特化し過ぎて、理論に関する教育内容を次元の異なるものとして捉えていることも否めない。実践と理論が表裏一体となっているとの認識を教育の段階から植え付けておかない限り、物事や事象を論理的に捉えようとする態度は、終生身に付くものではない。教育本来の目的は、物事や事象に対する認識・態度をしっかりと習得させることであり、病院前救護そのものを学問的な意味合いで認識することの重要性を説いていないし、その取組さえも行われていない。

" 救急救命士＝高度な応急処置 " の習得にあらず

　幸いにして、わが国に救急救命士制度ができ、大学での専門教育が行われるようになった。何も " 救急救命士＝高度な応急処置 " だけでなく、病院前救護に対する認識・態度の習得にこそ最大の重きを置くべきである。これまでの教育実態を振り返り、教育目標、生涯教育等を含め病院前救護の学問をどうやって構築していくか、学問として発展していくための方策を見いだす好機と捉えていたものの、一向にその機運が芽生えておらず、内心忸怩たるものがある。

⑥　経験共有化の認識の欠如

個人の感覚を積み
重ねるだけでは病
院前救護の発展性
は望めない

　なかには救命させたときの家族の喜びが忘れられなく、病院前救護を自分の生きがいにし、この道一筋でやりとおそうとする真摯さの認められる者もいるが、果たしてこれが真の病院前救護の理解につながっていくのだろうか。プロとしての姿勢であろうか。嬉しさ、喜びなどは一種の場当たり的、あるいは個人的な感覚であり、客観的な評価を得るような取り組みも行われにくい。このような貴重な経験を進んで分析をせずに、ただ単に感覚を積み重ねるだけで病院前救護の発展は期待できない。

　現場で活動する者に生じる情緒的反応には、ストレス要因となるものや、反対に喜びなどがある。よりよい実践に向け目標を立てて、負の要因となる問題を解決する際には、その原因を分析し対策を講じるが、あえて正の要因を科学的に分析し、実践面に反映させて自からを伸長させるような取り組みはあまり見かけられない。とかく正の要因を分析することは疎かにされがちであるが、正負いずれの要因にかかわらず、絶えず科学的な方法で病院前救護の本質を追究していかなければならない。

　府会して、いくつかの理由を並びたてたが、結局のところ病院前救護を学問的に仕上げなければならないという認識がなく、今もって、その胎動は微塵もない。当然に病院前救護に関する学問の意味合いを理解し、それを論理的に説く者も存在しない状況にある。

> ☞ NOTE
>
> 　病院前救護の理論作りが行われていない理由に、運用実態、活動の形態、物事や事象の多様性、技術性の偏重、教育内容の欠落、経験共有化の認識の欠如がある。これらをしっかりと再認識することが重要である。

(3)　病院前救護の理論構築

　では、おびただしい事例経験をもとに、病院前救護を理論的にどのように体系付けたらよいだろうか。病院前救護の目標としては、傷病者の救護に向けサービスを提供することに最大の価値を求めざるを得ず、これを否定するものではないが、これからは従来の実践中心の業務の捉え方を少しずつ脱皮させ、「病院前救護の本質は何か」を絶えず問いながら、拠り所となる理論を構築していかなければならない。

従来の実践一辺倒
の業務の捉え方を
改める

　もちろん、これは実践あっての理論であり、両者は表裏一体をなす。病院前救護を理論的に構築することで科学的に発展していく途を切り開き、ややもすれば八方塞に陥りかねない従来の実践一辺倒の業務のあり方を、どのように改めていくかを考えてみるのである。

①　病院前救護そのものを、できるだけ科学的な思考で論理的に追究する。

　病院前救護を捉える、それはテキストにあるような各分野のあらましを学ぶのとは意味合いが異なる。病院前救護そのものを、できるだけ科学的な思考で論理的に追究することである。

　医療現場と異なる病院前救護を特色付ける種々の要件がある。技術性はもちろんのこと、現場活動を制約するものや際立たせるものがある。例えば、傷病者のいる場が単に医療機関の外であるということだけでなく、そこには凄惨な様相を呈した交通事故である、悪天候の気象条件である、現場に同時に複数の傷病者が発生するなど、ときには想像を絶するような情景が醸し出される。

　また、救急自動車という限定された環境のもとでの活動や使用する資器材は、医療現場とは大きく異なっており、医師や看護師のやり方をそのまま適用するというわけにはいかない。単に医学や医療の受け売りではなく、病院前救護の本質を見据えた独自の考え方、特有の行動のあり方、傷病者への対応、処置のやり方がなければならない。

病院前救護の本質を見据えた救急隊独自の考え方

　現場活動では経験が重んじられる傾向が非常に強い。多くの事例経験に裏付けられた知識、技術も大事かもしれないが、それだけでは病院前救護の発展はあり得ない。多くの事例経験を病院前救護の本質を追究するために活かしきれていないところに問題がある。実践をより確実なものとするためにも、拠り所となる骨格を理論的に体系付ける必要がある。

②　経験は明日の救急活動にどのように活かされていますか？

　病院前救護が人々の生命を守るために不可欠であることに、異を唱える人はいない。長年に渡る実践を踏まえた輝かしい実績をみてみろよ、学問なんかなくてもちゃんとやっていけるじゃないか、という方がいるかもしれない。実際、病院前救護の技術は医療技術の適用という一面があるが、現場で具体的にどのように活用するかは、経験的な積み重ねによって生み出されたことも事実である。例えば、移動中のＣＰＲ要領や梯状副子の固定要領等は、数多くの傷病者に対する活動経験をとおして体験的に得られたものである。

経験を積みながら実践をやるだけでの活動でよいのか

　しかし、経験を積みながら実践をやるだけで傷病者のために、"よりよい活動"ができるかを自問して欲しい。医療機関への搬送の必要性を判断しながら傷病者に強く拒否されてジレンマを覚える、静脈路確保に失敗し、いつの時点で搬送すればよいのか判断に迷うなど、自分の取った行為・行動が病院前救護の目的に合致しているかどうか悩んだり、今まで経験したことのない事例への対応に現場で困惑するような事態が、これからも生じるかもしれない。

> ☞ NOTE
> 経験の垂れ流しは「MOTTAINAI」！
> 「MOTTAINAI」を病院前救護の文化にしよう！

　また、病院前救護に同じ事例は一つとしてない、日々新たな事例への挑戦であると肝に銘じながら、出場している人もいるだろう。経験が大事だという人は、これまでの経験をどのように次の活動に活かそうとしているのか、どのような信念のもとに活動を行っているのだろうか。何千、何万という個人の貴重な活動経験は、自らの技能（ワザ）を極めるだけで、公に出ずに埋もれたままでいいのだろうか。

③　不安なく日々の活動をこなすための羅針盤、拠り所はありますか？

　「習うより慣れろ」のことわざのように、長年の経験の積み重ねで現場活動を適正に行えるようになるのは確かである。しかし、経験主義を振りかざし、聞こえのいいケースバイケースで新たな事例に対応する、あるいは試行錯誤を繰り返し、極端な場合には過ちを事後に検証して、次回にはうまく対応できるようにする、このような経験を反すうしながらの活動を望んでいないだろうか。言い過ぎかもしれないが、傷病者の生殺与奪が現場で活動する者に握られている、活動レベルの低い者に搬送されて助からなかった、住民はこれを不運で済ますわけにはいかない。

　現場は待ったなし、1回限りのもの。常に真剣勝負であるとの信念で臨んでいかなければならない。試行錯誤という愚かな行為・行動は、現場で活動する者に自らの生命を託した、傷病者に対して申し訳ないことになる。

　新たな病院前救護の事例に今日よりも明日はうまく対応できるようになりたい、あるいは経験を積まないと新たなことへ対応できないという人は、不安なく日々の活動をこなすための羅針盤や拠り所を欲しがっているのではないだろうか。

試行錯誤という愚かな行為は、傷病者に対して申し訳ない

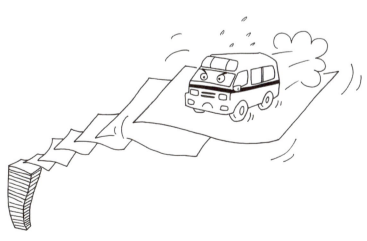

☞ NOTE
　実践から学ぶとは、科学的な思考過程によって実践そのものから理論（本質）を導き出すことである。

　まずは、自分なりの病院前救護"観"でもいい。望むべくは、その"観"を、より客観的に体系付けて"論"となし、実践の場での学びとを統合し、その理論を深めていくのである。現場はそれこそ貴重な事例の宝庫である。感動や反省だけに終わるのではなく、実践から学ぶということをやる。喜びや悲しみは個人の感覚的な思いにしか過ぎない。1回限りの、その人の経験として埋もれてしまうのみで、他人に伝える技術になり得ず、客観的な評価もされない。

現場はそれこそ貴重な症例の宝庫である

第2章

病院前救護の
理論作りの実際

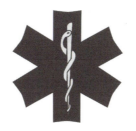

1 科学的に分析する

「第1章　理論、2病院前救護と理論、(3) 理論の構成要件、①一般性・共通性、②科学的であること」を踏まえ、**別図1**（巻末綴込み）を参照にしながら、実際の理論の導きを段階的にやってみる。

(1)　第一段階

「物事・事象→構造化→知識や事実・現象の洗い出し」→同類・同種の行為・行動ごとのまとめ→本質

別図1を参照（巻末綴込み）

（1　担架搬送時における具体的な行為・行動内容を、同じ内容ごとにまとめてみる）では、最初に日々の活動で担架搬送中に体験したこと、気付いたことなど、すべての知識や事実・現象をアトランダムに調べ上げる。それぞれを簡潔にカードに書きとめておくとよい。

(2)　第二段階

物事・事象→構造化→知識や事実・現象の洗い出し→「同類・同種の行為・行動ごとのまとめ」→本質

次に、同類・同種の行為・行動ごとにまとめる。**別図1**のように（1　①〜⑫）にまとめることができた。

> ①　持ち上げ時の隊員配置が不適切なため傷病者を抱えきれなかった。隊員が腰を痛めた。抱え時の姿勢が適切でないためにバランスを崩した。ダラーンとなった脚が外枠にひっかかり障害を来した。担架の頭、足の向きが逆であった。毛布の準備がなかった。担架の背板角度を事前に調整してなかった。など

これを（2　小項目ごとにまとめる）で、見出しを付ける。

> 1　担架に乗せる、降ろす

この作業で、（2　①〜⑫）のように見出しを付けることで、担架搬送時における行為・行動の骨子が明らかになり、担架搬送が端的に表現される。

（3　中項目ごとにまとめる）では、小項目を共通する内容ごとにまとめて、中項目として見出しを付ける。小項目の（3　①〜⑧）でもって、搬送の中核となる行為・行動を次のようにまとめる。

> A−1　安全、確実、迅速に搬送する

同様な作業で、中項目は「A−2　保護・管理をする、信頼関係を確立する」、「A−3　適切な観察、応急処置を行う」の3つに構造化できた。

(3)　第三段階

物事・事象→構造化→知識や事実・現象の洗い出し→同類・同種の行為・行動ごとのまとめ→「本質」

さらに中項目全部をまとめ、担架搬送の行為・行動全体が捉えられるように定義付ける。すると、担架による搬送を「適正な処置・管理のもとに、安全・安楽・迅速に搬送する」という概念でまとめることができた。このように担架搬送がどうあるべきかを導き出したように、事案の覚知から医師への引き継ぎまでの現場活動を構造化し、活動場面（フェーズ）ごとに同じことをする。病院前救護を科学的に思考し、実践のなかから本質（理論）を導き出すのである。

私の結論だけを捉えると、既に現場での活動を経験している者にとっては、非常に馬鹿らしく思えるかもしれない。しかし、いとも簡単に分かったと感覚的に物事や事象を捉えようとするのではなく、科学的に分析して本質を導き出すことを意識してやる。

これは気の遠くなるような一種の作業である。数多くの病院前救護の物事や事象から共通点、いわゆる本質を見いだすのは大変だが、事例を日々、数多く経験しているがゆえに、このようなことができるのである。

(4) 第四段階

本質と事実・現象（具体例）を "行ったり（上る）来たり（下る）"

日々の活動の知識や事実・現象（具体例）が、いまだに仮説の段階にある導き出された本質に合致しているかをみる。さらに新たな知識や事実・現象を見いだしていく。

図7 「具体例から本質を見いだす」 ⇔ 「本質から具体例をみる」

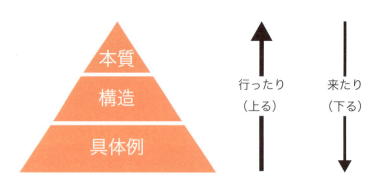

科学的な思考でもって本質（理論）を見いだしたにしても、如何せん、理論とは抽象的（具体的に対して）な概念にならざるを得ない。しかも、最初に定義付けた本質は仮説の段階である。「適正な処置・管理のもとに、安全・安楽・迅速に搬送する」が、きちんと事実を捉えているか、すなわち、実践に活かされているかを逆の方法で検証する。まだ本質に疑問点があり仮説を立てただけだが、活動のなかから新たな事実や現象を収集し、考察、結論付けて、その結論が仮説を証明しているかをみる。

本質と具体例を "行ったり（上る）来たり（下る）" を繰り返す

図7で示したように、本質と具体例を "行ったり（上る）来たり（下る）" を繰り返す。このような思考法は物事を学ぶときには非常に重要である。本質的な概念に対し具体的にはどのようなことがあるのか（演繹法）、反対に具体的な事実や現象に対する本質はなんだろうと（帰納法）、常にイメージする学習態度を取るのである。状況に押し流されず、ちょっと立ち止まってみると本質を逸脱することなく、新たな事実や現象が捉えられる。

2　検証する

　傷病者搬送中のいろいろな場面から仮説を裏付けてみる。問題解決を系統立てて行う方法として、馴染みの**魚骨図**（フィッシュボン・ダイヤグラム）がある。

図8　魚骨図

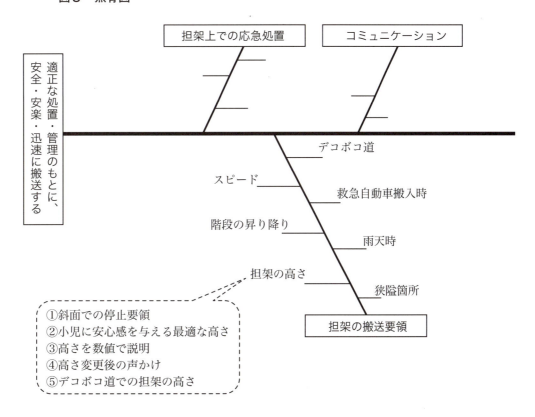

　傷病者搬送を大きな骨として「担架の搬送要領」、「担架上での応急処置」、「傷病者とのコミュニケーション」等に分けた。大きな骨に含まれる具体的な要素を小骨として思いつくだけ入れてみる。例えば、「担架の搬送要領」では、階段の昇り降り、曳行時のスピード、担架の高さ、カーブの曲がり方、でこぼこ道の曳行、狭隘箇所の曳行、雨天時の曳行などの具体的な行為・行動を入れてみたが、小骨をもっと探してみる。そして小骨に入れた具体的な行為・行動内容に、実際の活動ではどのように対応したかを検討する。

　例えば、小骨の「搬送中の担架の高さ」についての具体的な項目のなかに、①斜面での担架の扱いは、できるだけ重心を低くし斜面に平行になるように止めた。②特に小児の場合、安心感を与えるために救急隊の顔が間近に見えるよ

普段の活動のなかから小骨を探し出す

うな高さにした。③ストレッチャーの高さを数値で教えた。④高さを変える前だけでなく後にも声かけをした。⑤でこぼこ道ではバランスを崩しやすいので、できるだけ担架の重心を低くし隊員を２等辺三角形状にしっかりと配置したなど、本質に合致する新たな事実や現象が見つかるかもしれない。これらの小骨、大きな骨、さらには全体の骨が傷病者を安全・安楽・迅速に搬送するという本質に合致するかをみる。

本質が個々の実践を正確に捉えているかを検証する

　このように具体的な行為・行動内容である実践と定義付けた本質の間を"行ったり（上る）来たり（下る）"して、実践が本質に合致しているか、あるいは本質が個々の実践を正確に捉えているかを検証する。ここでは皆さんが理解しやすいように担架搬送の本質を私なりに仮定したが、具体的な構造に分け入って、そのなかから共通の概念となる本質を自らが見いだす作業をする。

③ 実践との整合性を図る

　搬送の本質について、しっかりと認識ができたならば、これを実践に活かす。理論と実践の融合による実学、いわゆる現場力（臨地の知）の発揚である。仮に今まで経験したことのない、ガス爆発事故の現場に出場したとする。適正に処置を継続しながら、安全・安楽・迅速に搬送するとの認識がしっかりとできているので、これをどうやって実践に活かすかを絶えず念頭に置く。例えば、風上側に搬送する、傷病者のガス吸入濃度を薄めるために大量の酸素を投与する、会話は必要最小限にとどめる、現場での滞在時間を短めにするなど、具体的な対応要領がしっかりと判断できるようになる。

病院前救護全体の本質についての定義付け

　これまでは、搬送の側面から本質を見いだし、搬送そのものをどのように定義付けるかを説明した。病院前救護全体の本質についての定義付けを後で細かく説明するが、**別図2**では、「医療処置に的確・迅速につなぐために身体機能の危機的な状況を改善方向に持っていく（残存する生命力を高める）」と定義付け、その目的を「傷病者を医療処置に的確・迅速につなぐこと」であると、あらかじめ認識できていたとする。

救急業務の本質を認識でき、実践に結び付けるための思考

　これを前提に現場活動での安全性を考えてみる。拡散性のある毒劇物を摂取した傷病者搬送の場合、救急自動車内にビニールカーテンの仕切りで養生する、ビニール製の全身覆いカバーで傷病者を保護する、あるいは、救急隊員にガスマスクや防護衣を着けさせるなど、事前に様々な方策が考え付く。これは、きちんと病院前救護の本質を認識でき、実践に結び付けるための思考を経ているからである。

　余談だが、消防隊との合同による化学災害時の対応訓練を垣間見てみる。消防隊は安全性に重点をシフトしがちである。おもむろに自ら防護衣を装着し、周囲の汚染濃度を測定しながら傷病者に近づき、着ているものを脱がし、それをビニール袋に入れて身体を洗浄し、新たに着替えさせるなどなど、今にも**CPA**に陥りそうな傷病者を、いつの時点で救急隊へ引き継ぐのだろうかと、傍から見て苛立ちさえ覚えるが、現場活動では安全性と迅速性が拮抗しあうような活動内容の整合性を、どのように図るかが重要である。

　傷病者自身に対するガス曝露による侵襲や救急隊員への二次災害の発生は当然に避けなければならないが、トリアージによる重症度・緊急度の高い一人の傷病者への対応要員を複数にするなど、常に「傷病者を医療処置に的確・迅速につなぐこと」を念頭に置いて活動方針を立てる。修羅場の現場にあってこそ病院前救護の本質を認識し、きちんと実践に結び付けられる現場力（臨地の知）が求められる。

4 振り返る

特殊性についても科学的な思考過程によって本質が見いだされるかを検証

　担架搬送も子供と老人の場合、あるいは、事故種別によって異なってくるかもしれないが、それぞれの個別性・特殊性についても、科学的な思考過程によって新たな本質が見いだされるかを試してみる。職人も実践から学ぶが、彼らはひたすらに学ぶことしかやらない。実践を振り返ることにより、本質がより鮮明になってくる。このように病院前救護の意味を経験事例から科学的に見いだすと、ああなるほどこういうことか、こうすればよいのかと実感して学べるようになる。

　先程、気の遠くなるような一種の作業であると述べたが、実際に根気がいる。これほどまでに徹底してやらないことには、本当の学問は作れない。学問をなすために必要なのは、高度な能力よりも継続して考えていく熱意・不断の努力なのかもしれない。

☞ NOTE

　学問とは科学的（論理的）であること。

① 色々な現象を別々に分けて、その一つひとつに正確な知識を獲得していく。

② 具体的なものと本質（共通性）との"行ったり（上る）来たり（下る）"でもって実践の科学となす。

　図8の魚骨図では、「傷病者を安全・安楽・迅速に搬送する」ことを例にして、科学的とはどのようなことかを説明した。ある物事や事象から本質を見いだすことは、暗中模索の状態で無から有を生じることに等しいと思うかもしれない。

　しかし、現場活動の具体性を十分に熟知している方は、科学的な思考過程を用いたことで簡単に理解できたと思う。今度は活動事例から正確な知識、事実や現象を獲得し、病院前救護全体の本質をどのように見いだすかを説明する。

5　病院前救護全体の本質

(1)　方法（具体的行動）のまとめ

①　働きかける

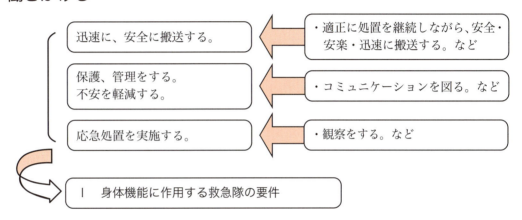

| 迅速に、安全に搬送する。 | ← | ・適正に処置を継続しながら、安全・安楽・迅速に搬送する。など |

| 保護、管理をする。 不安を軽減する。 | ← | ・コミュニケーションを図る。など |

| 応急処置を実施する。 | ← | ・観察をする。など |

Ⅰ　身体機能に作用する救急隊の要件

②　排除する

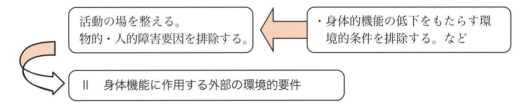

| 活動の場を整える。 物的・人的障害要因を排除する。 | ← | ・身体的機能の低下をもたらす環境的条件を排除する。など |

Ⅱ　身体機能に作用する外部の環境的要件

③　確立する

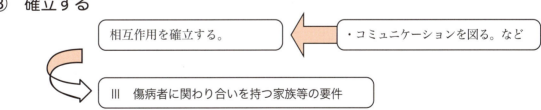

| 相互作用を確立する。 | ← | ・コミュニケーションを図る。など |

Ⅲ　傷病者に関わり合いを持つ家族等の要件

④　配慮する

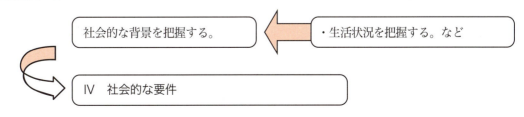

| 社会的な背景を把握する。 | ← | ・生活状況を把握する。など |

Ⅳ　社会的な要件

　ここでは、**別図２**（巻末綴込み）右欄内の具体的な行動１例のみを掲載する。他は**別図２**を参照のこと。

　これまでに説明した「搬送する」と同じ作業工程で、処置に関する具体的な行為・行動をまとめてみる。まずは、一つの活動事例のなかにどのよう行為・行動があるか、全てを抽出する。心電図モニターを装着した、心筋梗塞の傷病者に酸素を投与した、適正な酸素濃度について指導医の助言を得たなど、現場で取った具体的な行為・行動を並びたてるのである。

　全ての活動事例から具体的な行為・行動を抽出する作業を繰り返し行う。現場活動が、どのような具体的な行為・行動で構成されているか、その構造がある程度、出尽くしたら、さらに同種・同類の行為・行動ごとにまとめてみる。

　右欄で示したように「観察をする」、「適正な応急処置を行う」、「MC体制のもとでの応急処置の質を担保する」の機能別にまとめられた。さらに傷病者とのコミュニケーションについてもまとめることができた。これらを統合すると、真ん中の欄、対象Ⅰに示すように、苦痛の軽減、症状の悪化を防止するために傷病者本人へ直接、様々な働きかけをする「Ⅰ　身体機能の作用する救急隊の要件」が対象としてまとまる。

(2)　対象のまとめ

　傷病者本人だけでなく、病院前救護の特性としての「Ⅱ　身体機能に作用する外部の環境的要件」、「Ⅲ　傷病者に関わり合いを持つ家族等の要件」、「Ⅳ　社会的な要件」などの対象も、実践には欠かせないことが分かってきた。これらの４つを統合し、病院前救護の目的との整合性が図られるよう、対象全体を「身体機能の危機的な状況を（残存する生命力）」と定義付けた。

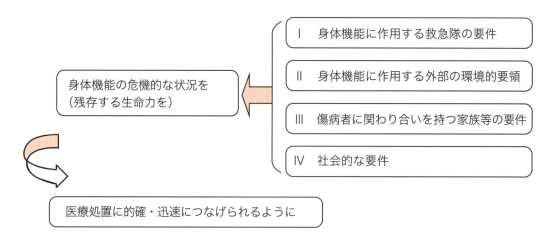

(3)　全体のまとめ（定義付け）

　最後には知恵の限りを尽くして、病院前救護の機能を決定付ける本質とは何かをまとめ上げる。

　病院前救護とは、「**医療処置に的確・迅速につなぐために**」を（**目的**）に、「**身体機能の危機的な状況を（残存する生命力を）**」を（**対象**）にして、「**改善方向に持っていく**」の（**方法**）によるものである。

病院前救護の立ち位置を明確に言語化・可視化

　このように定義付けたが、特にこだわって強調しなければならない点は、医師や看護師の機能との差異を際立たせて、病院前救護の独自性・機能性の観点から立ち位置を明確に言語化・可視化することである。

☞ NOTE

　病院前救護の本質を見いだす目的は

①　高度な処置技術を習得

②　病院前救護の継承、発展

③　ひいては傷病者のためである。

　　⇒救急隊の立ち位置を際立たせて、独り立ちをしていくこと。

---

(4)　本質を下る（検証）

　個々の具体的な物事や事象から本質を見いだす作業をひととおり終えて、ひとまずというところだ。苦労の甲斐あって、何やら論理的な表現が出来上がった。しかし、さらに強固なもの、いわゆる実践に耐え得るものにしないと、これまで苦労してまとめた仮説も砂上の楼閣になりかねない。そこで定義付けた病院前救護全体の本質について、今度は「下る」作業をする。

定義付けた病院前救護全体の本質の検証

図9　「具体例から本質を見いだす」⇔「本質から具体例をみる」

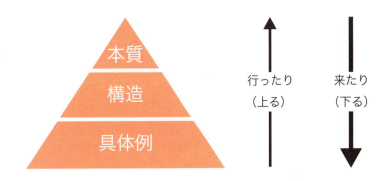

　これは、「本章、1科学的に分析する、(4)第四段階」と同じ作業工程であるが、病院前救護全体の本質についても行わなければならない。見いだした本質が、これからの活動にうまく適用できるかをみるのである。このように本質を下って具体的なものに照らし合わせ、具体的なものと本質を"行ったり来たり"させることで高みを極める。

（5）本質を認識する

担架搬送と病院前救護全体を例として述べた。担架搬送や病院前救護のなかの具体的な行為・行動がどのようなもので、どのような機能を持つのか、対象となる事実や現象についての知識があり、それを認識していることが前提になることは言うまでもない。

> ☞ NOTE
> 　自分のやる行為を「意味付ける」、「考える」、いわゆる認識とを循環させる。

これまで学問の意味合いを説明してきたが、現場で完璧な処置をするためには、処置に関する知識・技術を完全に習得すれば十分ではないかと、病院前救護を学問にすることの必要性を、すんなりと受け入れることができない方がいるかもしれない。

科学的な方法で本質を認識すること（これが学問）と、知識・技術を習得すること（これは単なる学習に過ぎない）の違いをよく理解してください。認識とは本質を捉えること、これが学問たるゆえんである。

学問と実践の表裏一体をなす

学問なくして実践はありえない。実践なくして科学としての病院前救護の学問はあり得ない。病院前救護学を実践科学と捉えることについては、「第4章　病院前救護の学問構築に向けて、4病院前救護学の構築、(6) 実践科学としての病院前救護学」（71頁）で説明する。

(6) 認識から理論へ

日々経験したことを自分なりに言語化・可視化し、その積み重ねを客観化し、さらに理論化するのである。このような一人一人の認識が多数の人によって検証され、修正されると、多くの人が共有でき客観性のある理論が生まれる。

実践とかけ離れた理論はあり得ないし、理論が実践に適用できるものでなければならない。病院前救護についての現場力（臨地の知）があり、実践という多くの現場経験を積んでいるは、救急隊の皆さんである。科学的な思考過程によって実践から理論を導き出

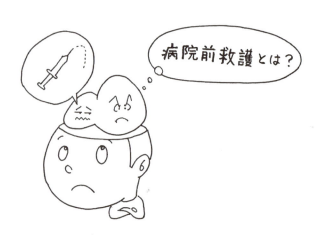

せるのは、医師等ではない。自らの手で学問を作り上げていくのである。実践から導き出された真の学問は自分だけのものではなく、他人にも同様に受け入れられるようになる。

　再度、繰り返す。現場は宝の山。これを手に入れることができるのは、病院前救護の現場で、日々、活動している者だけである。この宝を医師等に手渡してはいけない。現場でいることの強みと自信でもって、病院前救護の学問のあり方を考えていかなければならない。日々の実践から理論を引き出す以外に学問は出来上がってこない。冒頭で唐突に提示した、「実践なき理論は空虚、理論なき実践は盲目」の意味合いが十分に理解できたとか思う。

日々の実践から理論を引き出す学習

第3章

理論と実践の統合

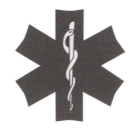

1 理論適用による病院前救護展開の実際

(1) 具体例を上って本質に照らし合わせる

理論を構築し、これを実際に適用することは実践の根幹となるが、馴れないなかで絶えず意識しながら日々の業務をこなすことに、苦痛さえ感じるかもしれない。しかし、単にルーチンに業務をこなすだけで、これまで述べてきた病院前救護を科学的に認識、実践する、あるいは一般論（病院前救護の本質）を構築することは絶対にできない。

一般論を構築するためには、どのように実践を展開していくかが重要になる。実践に際して、何のためにするかという「目的」があり、その目的を達成するためにしなければならない具体的な「対象」が多くあり、さらに具体的な対象に向けて実際にどのように対処、行動するかという「方法」がある。このように実践の展開は、"目的─対象─方法"が一体となったものであり、さらに個別性・特殊性を捉えてこそ、病院前救護が科学的な実践法となり得る。

本質を見いだす方法には、二とおりある。先ほど本質と具体例を"行ったり来たりする"という話をしたが、多くの具体例から本質を見いだしていく方法（帰納法）と、反対に本質を仮定して具体例に照らし合わせていく方法（演繹法）がある。実践を多く踏まえている場合には、前章で説明したような新たな作業で具体例から本質を作り上げていくのではなく、自分なりに本質を"目的─対象─方法"でとりあえず作ってみる。自分なりに本質を仮定して、日々の活動が本質に合致しているかどうかを検証しながら、仮定した本質を一般的なものに仕上げていくのでも構わない。

私自身が仮定した病院前救護全体の本質、「目的：医療処置に的確につなぐために、対象：身体機能の危機的な状況を（残存する生命力を）、方法：改善方向に持っていく（高める）」について、**別図2**（巻末綴込み）で説明する。

> 経験事例の個別性・特殊性を、"目的─対象─方法"で一体的に捉えることで、病院前救護が科学的な実践法となる

① 目的（左欄）：医療処置に的確につなぐために

日々の実践を行う際には、病院前救護の独自性・機能性を根幹に据えなければならないが、そのためには、「何のために応急処置を行うのか」、「何のために緊急搬送をしなければならないのか」という命題に対する一般的な解答がなければならない。救急医療体制の目的は、傷病の発生により急激に変化を来し、悪化の方向へ進む身体機能の過程で、合目的な働きかけにより速やかに健康状態の維持、好転を図ることである。

　「医療処置に的確につなぐために」の目的を達成する過程における傷病者の生命力を具体的に捉えてみる。受傷による時間経過とともに、残存する生命力は低下への過程をたどる。傷病者そのものの特性を除く外的要因として、救護する者が現場に至るまでの時間、現場における事故の規模、受傷機序、医療機関到着までの時間が大きな影響を及ぼす。

図10　傷病発生から医療機関到着までの生命力

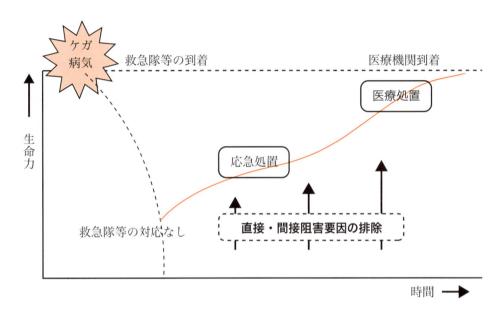

病院前救護の現場には生命力を低下させる様々な阻害要因が存在する

　特に現場や医療機関到着までの間には、生命力を低下させる阻害要因が存在するので、これを積極的に排除し、その影響を小さくする働きかけが必要である。逆に生命力の低下を抑える働きかけが応急処置である。

図11　傷病者の身体の危機的状況に影響を及ぼす外的要因

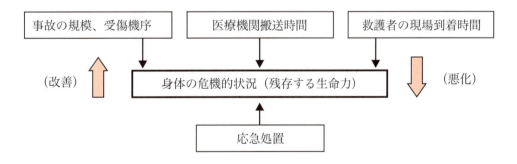

　医療処置への過程における傷病者救護の目的を、「医療処置に的確につなげる」と規定した場合、救急隊の役割、取り組みとして、医療機関に傷病者を引き渡すまでの間に傷病者がどのような状態に置かれているかを認識し、傷病者の生命力を低下させる阻害要因の影響を小さくする、あるいは生命力を維持するためには具体的に何をなすべきか、すなわち、どのような行為・行動を適用するかを決定しなければならない。

② 対象（中欄）：身体機能の危機的な状況を（残存する生命力を）

　目的を達成するために、病院前救護での最適な行為・行動を決定する。さらには対象となる具体的な内容についての必要性を認識し、必要な処置を実施しなければならない。ここでの認識とは、ただ分かっているというだけでなく、病院前救護の目的を達成するために何をしなければならないかを、しっかりと自らが意識するのである。

　身体機能の低下を招く阻害要因を排除し、スムーズな医療処置に結び付くような状態を作り上げていく。その対象としての身体機能は、「身体機能に作用する救急隊側の要件」、「身体機能に作用する外部の環境的要件」、「傷病者の身体的機能に間接的に影響を及ぼす家族等の要件」、「日々の生活状況や傷病の認識等の社会的要件」の統合によるものである。

　このように多くの要件が混ざり合って社会生活を営んでいる傷病者を立体的な構造で捉えることは、対象者そのものを的確に捉えるという面で、かえって難しくなるが、しかし、これを一つの要件だけで捉えるとなると、当然に平面的、単眼的になり傷病者に適切に対応できなくなる。このように傷病者を一人の人間として、統合性のある全体としてみなければならない。傷病者を身体的な要件だけでなく、他の要件の重要性、必要性を強く認識しているかそうでないかで、対応に大きな差異が生じてくる。

図 12　身体機能に影響を及ぼす要件

　身体機能に「身体機能に作用する救急隊側の要件」、「社会的要件」、「環境的要件」、「家族等の要件」が影響を及ぼし合い、傷病者の全体像が出来上がる。

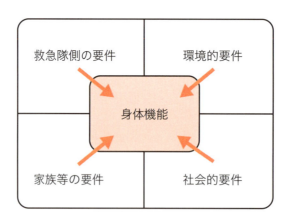

（社会的要件）

　対象の捉え方を「傷病者本人が痛みを訴え腹部に緊張性があり、医療機関搬送の必要性を救急隊が判断したにもかかわらず、本人が拒否する」という事例で説明する。

　本人が相当な痛みを感じているにもかかわらず、搬送を拒否する社会的背景には、例えば立派な身なりをした中年者が医者嫌いで単に駄々をこねている、

手術入院にでもなったら勤務先に迷惑がられる、家中の様子から生活そのものに困窮している、老老介護で要保護の配偶者が一人残されるのを心配しているなど、社会的役割、経済的な問題、医療に対する信頼性など、様々な要件がある。

このように単に傷病そのものだけが対象になるのではなく、身体機能の危機的状況下においては、傷病者の置かれた現場特性や傷病発生に関わる家族等の存在に対しても適切に対処しなければならず、避けることのできない問題である。ましてや、その要件は信頼関係が確立されて初めて明らかにされるという具合に、時間を要するかもしれない。

現在の民主主義の憲法のもとで、本人の意思に反して傷病者を強制的に搬送することは、基本的人権である身体の自由を制限するもので、公共の福祉の著しい侵害に当たる。例え重篤者が救命されたとしても法律に基づく権限行使には該当せず、民事・刑事上の責任を問われる可能性があるという。

しかし、実際の場面でこれを金科玉条にして、事故背景の把握や傷病者観察を十分にせずに、「はいそうですか」といって、傷病者のもとをすんなりと引き上げてしまう、これでは病院前救護のプロフェッショナルとは言えない。傷病者のために何をなすべきか、本当のところ自分はどうしたいのか、自分の主体的な思いと取り組みはどうあるべきかなど、様々な要件を総合して判断することが大切である。

人とは身体的な要件と社会的な要件等の統合体であるから、様々な要件へのアプローチで、どのように対応するかを見極めないといけない。人それぞれに異なる要件をどうやって取り込んでいくかであるが、科学的な方法で様々な物事や事象に分け入り、その一つひとつについて正確な知識を獲得していくのである。

身体的な要件だけでなく社会的要件等をも重視しなければいけないという論理でもある。科学的な方法によって、そのことを見いだすだけでも素晴らしい成果となり得る。

なんだ、簡単なことではないか、簡単なことをあえて理屈ぽく小難しく述べているだけではないかと思っている方もいるかもしれないが、科学的とは様々な物事や事象を別々に分けて、一つひとつの正確な知識を獲得することである。

様々な物事や事象から理論を作り上げ、さらには新たな物事や事象にも、この理論が一般論として成り立つかどうかを絶えず検証することが大切である。

科学的な論理で学問を構築することは、様々な物事や事象から本質を抽出し、逆に、この本質で物事や事象をみることができるかどうか、"物事・事象⇔本質"の絶え間ない過程である。

傷病者対応では身体的な要件だけでなく社会的要件等をも重視

学問を構築することは、"事象　⇔　本質"の絶え間ない過程

③　方法（右欄）：（目的を達成するために）改善方向に持っていく（高める）

「働きかける」、「排除する」、「確立する」、「配慮する」の具体的な作用によって理論と実践の整合性を図る。

「目的」を達成するために、「対象」に応じて何を認識し、具体的にどのように実践していくか、これは傷病者の症状等、すなわち相手からのシグナルをキャッチし具体的な行為・行動に移すことである。「対象」が、いわゆる病院前救護の必要性を認識することであり、「方法」はそれに応じた必要な処置・対応を現場でいかに取れるかで、両者は対をなす。適切な医療処置に結び付けるには、危機的状況を回避する処置を行うなど、まずは身体機能そのものの条件を目的に合うように整えていく。

また、身体機能の低下、障害を及ぼす阻害要因を迅速に取り除くことも、身体機能をある一定のレベルに維持するのに役立つ。さらには迅速性・安全性を念頭に置いた搬送によっても、回復過程での時間短縮が図られる。このように多くの「方法」が積極的、有機的に構成されて初めて、「目的」である迅速な医療処置につながるようになる。

「目的」を達成するためには、先に述べた「対象」をどのように具現化するか、その実践がなければならない。その実践は、一つひとつの技術が有機的につながった統合体である。例えば、救命のために行う心臓マッサージは、「手の当て方」、「リズム取り」、「力の入れ具合」、「姿勢」等、個々の技術の組み合わせであるが、そのなかの一つが的確性を欠くと心臓マッサージの技術性が成り立たない。人工的な作用（技術）でもって効率よく心機能の代わりを果たせないと「目的」が達成できない。また、心臓マッサージの技術は、人工呼吸の技術との組み合わせで、CPRの技術へと統合される。

当然に技術そのものは、科学的でなければならない。すなわち、それぞれの最小単位の技術も、その有用性が実証されたものであり、さらに集積、統合されて初めて病院前救護の全体が科学的たり得る。

最小単位の技術の有用性の集積により全体が科学的となる

部分的な技術が集まって一つの行為・行動を作り、さらに全体としての病院前救護を構成し、その本質と合致してくる。このように、個々の様々な要件と過程が連続的に集合することで目的が達成される。

図13 目的達成に向けた技術の構成

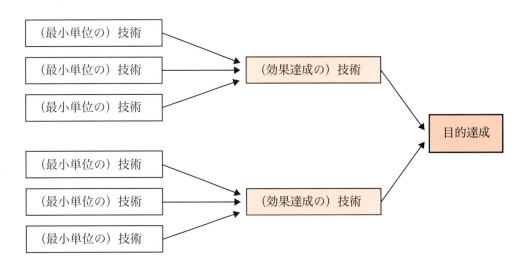

(2) 本質を下って具体例に照らし合わせる

① 下る

　担架による搬送が病院前救護の目的である「医療処置に的確につなぐために」を十分に果たすためには、「身体機能の低下した傷病者の危機的な状況を改善方向に持っていく」という全体のなかの一要素として位置付け、これを他の要素と有機的につなげながら医療機関到着まで継続する。ここでの「持っていく」とは、目的を達成するための積極的・意図的な作用である。

　単に荷を運ぶなら、壊さないように短時間で、目的地に到達させることだけを念頭に置いて行動すればよいだろう。しかし、担架に乗せられているのは、不安や痛みを感じ取る生身の人間であると認識すると、搬送行為も以下の多くの個々の技術を統合させたもので、全体の行為のなかで、客観的で法則性のあるプロセスとして成立させなければならない。

> ☞ NOTE
> 　具体的な行為・行動を全体のなかで、客観性、法則性のあるプロセスとして成立させる。

表1　担架搬送における技術性

大　項　目	中　項　目
担架で安全・迅速に搬送する	担架種別の選択、背板の角度調整、身体の固定、ガード枠の固定、担架の上げ下げ、方向変換の要領、搬送時あるいは階段登降時の傷病者の向き、搬送時のスピード、路面の凹凸への配意、関係者の活用の必要性、隊員同士の連携、傷病者の不意の体動への対応、担架からの身体のはみ出し、毛布等の引きずり、など
症状を悪化させない	症状に応じた搬送体位、寒冷・暑熱・風雨曝露の防止、保温の維持、固定ベルトの緊迫による呼吸・循環の妨げ、など
不安感を軽減する	衆人環視を避けるための防護策、傷病者へ与える動揺を最小限にするための配意、担架搬送の特異性についての説明、上げ下げ等の動作の事前・事後の説明、衣類のめくりや縺れの修正、傷病関心について傷病者本人・家族等のコミュニケーション、など
適正な処置を行う	経時的な観察、モニター類の資器材の携行、搬送中の処置の適正度、症状変化等の予見、収容前の処置効果の維持、など

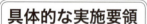

具体的な実施要領

○症状変化等の予見は？

処置内容、手順の判断、資器材の集結、隊員同士の連携、重点的な観察項目、指導医との連携、医療機関到着までの時間と処置内容との兼ね合い、搬送時のスピード、同乗者への説明、など

○収容前の処置効果の維持は？

酸素マスクのズレ、モニター類の外れ、静脈ラインの外れ、気道確保用器具の固定位置のズレ、止血包帯等の緩み、用手気道確保のあまさ、固定バンドのズレ、心マ位置のズレ、心マの圧迫効果の維持、各種モニター上の変化、など

　「症状変化等の予見」、「収容前の処置効果の維持」についてのみ、具体的な実施要領を提示する。

　この中項目に示した詳細な内容を分解してみると、非常に単純なことの組み合わせであり、一つひとつを的確にできることが重要である。しかし、それだけでは技術偏重に走ってしまいかねないので、全体のなかで「担架で安全・安楽・迅速に搬送する」の個々の行為・行動がどうあるべきかを考えなければならない。すなわち、病院前救護全体の視点に立って具体性を捉えるのである。

　消防隊と合同で行う化学災害時の対応訓練を引き合いにしたように、搬送に従事する側、あるいは搬送される側のいずれを認識するかによっても、搬送対象へのアプローチが大きく変わってくる。

　この認識、物事の本質を捉えることを中心に、目的達成のために、いかに具体的な行為・行動を展開させていくか、いうならば、技術的なことは日々の活動のなかで、常に意識付けておかなければならない。技術だけが先走ると本質を見落とし、また、本質だけを振りかざしては対象に実効しなくなる。

　このように技術、本質のいずれかで片方を補えるものではなく、個々に展開させながら絶えず関連性を持たせる。身体の固定を例に挙げると、単に固定ベルトで身体を担架と一体にすればよいという単純なものではない。そこには傷病者に苦痛を与えないように、固定金具が身体に直接あたる場合には当て物をする、呼吸を妨げないよう適度な締め付け具合に調整する、固定ベルトの下で団子状になった衣類・毛布の縒れによって苦痛を与えないようにするなど、身体の固定を中心にいろいろと配慮しなければならない点が出てくる。

本質と具体性を展開させながら、絶えず関連性を持たせる

②　全体の認識

　本質を実践していくには、身体機能でも述べたように、傷病者の全体がどのようなものであるかを認識することが重要である。技術適用の際にバラバラに切り離して一つの機能だけを重視するのではなく、病院前救護の目的である「医療処置に的確につなぐ」ために、どのような働きかけが最もふさわしいか、常に思考を働かせる。また思考を働かせたにしても、それが実施できなければならないのは当然である。「方法」について具体的な働き（技術）を挙げたが、これらは客観的な法則であり、自らの判断で意識的に用いる。

　病院前救護の目的から逸脱した技術の適用例は、枚挙に暇がない。救命の過程にある傷病者を医療処置につなげるためには、特に病院前救護での処置がどうあるべきかを考えなければならない。でなければ、これまでに気管挿管を全て成功したが、救命に結び付い

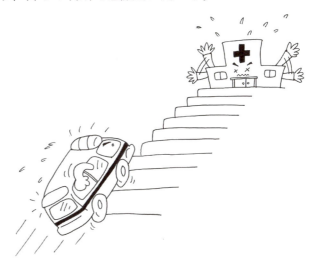

た事例は一度もないという具合に、病院前救護の本質と大きくかけ離れた技術を適用することになりかねない。

個々の展開技術を全体の目的のなかにしっかりと位置付ける

　本質を見据えて一貫性のあるものにしないと、展開される技術もばらばらになり、さらには、技術の持つ特性ゆえに盲目的になりかねない。ましてや技術そのものに価値が見いだせず、理論と実践の整合性も覚束ない。

　病院前救護は「医療処置に的確につなぐために」を目的にしたものである。まさに、ここに必要性の認識と、それに応じた必要な処置の実施が結び付いてくる。

第4章

病院前救護の
学問構築に向けて

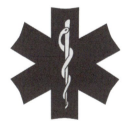

1 学問の背景としての理論

　「理論なき実践は盲目、実践なき理論は空虚」、実践と理論は表裏一体をなす。実践、すなわち病院前救護の各過程における物事や事象を、一般性・共通性でもって概念化したものが理論である。理論とは実践が法則性をもって行われていることを一応、裏付けているものと言えよう。

一般性・共通性のある一定のレベルまでに洗練された理論への仕上げ

　しかし、前述したように現場にいる傷病者に対応するためには、客観的に物事や事象を捉えることができるよう、一定レベルまでに洗練された理論に仕上げなければならない。傷病者の特性、活動の特性、実践者の機能を統合した理論作りを行うのであり、まさに病院前救護に適用できる理論は、実践そのもののからしか生み出されない。

　これは救急医療と同様な概念である。例えば、旧来の縦割り医療では頭部と胸部損傷で危機的状況にある患者に、それぞれの専門医を寄せ集めて対応したが、救命そのものに対応できる救急専門医の必要性が求められるようになった。頭部と胸部への対応は適切であったが、結果として危機的状況にある傷病者全体には、十分に対処できなかったという具合になりかねないのと同じである。

2 理論から学問へのステップアップ

　既知の理論を用いて実践をすることでももちろん構わないが、現場での処置が新たに追加されるようになると、理論をさらに洗練化したり、理論が十分に適用できるかどうかを見直すような事態に遭遇するかもしれない。そのようなとき、どのようにして理論を構築するか、そのノウハウを知らなければならない。というのは、実践と理論は常に表裏一体をなすことから、現場活動を行う者自らの、自らによる、自らのために、理論作りを進めていくのである。

自らの、自らによる、自らのための理論作り

　仮に自らが直接、理論作りをしなくても、その理論の導かれた背景、すなわちどのような方法により理論を支える事実が導かれるのかを認識していなくてはいけない。でなければ何回も繰り返すように、ただ何の根拠もなく実践をやっているのに等しくなる。

理論の洗練化のサイクル展開

　理論の洗練化は研究的態度、すなわち理論を適用しながら日々の実践を行い、検証する、さらには、このサイクルが螺旋状に展開していくことでもたらされる。この洗練化された理論を全てが共有できるように、病院前救護の新たなエビデンス（EBP；Evidence Based Prehospital care）、いわゆる知識として蓄積されていく。

EBP；Evidence Based Prehospital care

図 14　研究的態度

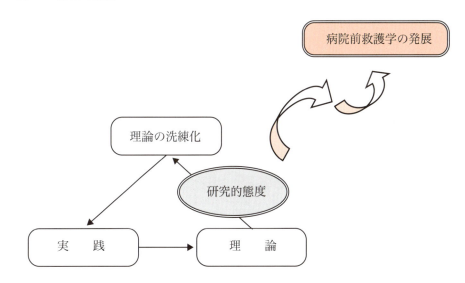

3 病院前救護学の関連科目

　これまでの救急業務の歴史的過程のなかで、あまたの活動により輝かしい実績を積み上げてきたにもかかわらず、その裏付けとなる理論が構築されていないために、学問的に意義のある事例として活かされてこなかった。救急救命士制度が創設され、大学教育ではきちんとした教育理念・目標のもとに授業内容が工夫されてはいるものの、現場での実践活動の裏付けとなる病院前救護の真の学問の樹立はともかく、追究しているとは到底思えない。

　病院前救護学は、病院前救護の実践を導く理論を作り上げていくものである。理論は机上のものであってはならない。病院前救護学が実学として実践に役立ち、科学的なものに仕上がるかどうかは、病院前救護の物事や事象をよく把握していることが前提であり、現場での実践のなかからしか生み出せない。まさに現場で活動する者の本領発揮の領域と言い切ることができる。

　では、病院前救護学とは、どのような学問であるかを考えてみよう。病院前救護学に理論的背景を与える関連科目には、傷病者の救護を目的にしているから医学はもちろんのこと、看護学、社会学、心理学などがある。危機的状況にある傷病者は、医学的には呼吸・循環等の身体機能が著しく低下している。社会学的には傷病者本人の生活環境や家族との強固な相互依存関係がある。心理学的には超急性期における傷病者等の情緒的反応があるが、これらの科目から得られた理論を網羅的に統合しただけで、病院前救護（学）の本質は捉えられない。

病院前救護学は病院前救護の実践を導く理論を作り上げていくもの

図15　病院前救護学の関連科目

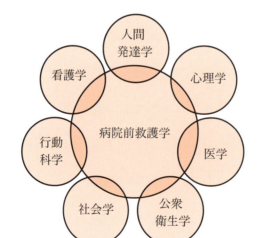

4　病院前救護学の構築

(1)　病院前救護における物事や事象の特性

医師や看護師の近接職種との違いを際立たせる

　病院前救護を学問として作り上げていく前提は、病院前救護の物事や事象そのものをしっかりと捉え、特に医師や看護師の近接職種との違いを際立たせることである。

①　病院前救護における傷病者の特性

図16　救急隊の扱う傷病者

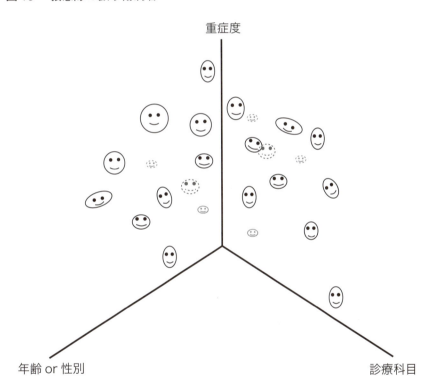

　人間の社会生活、活動によって発生する事故、疾病は、場所や時間を選ばず突発的で、かつ不確定な要素が強く、医療的な側面からみた一番の特徴は傷病の多様性にある。

　例えば、医療の内科分野だけを取り上げてみても、循環器、呼吸器、消化器、泌尿器、血液など広範囲に渡る。救急医療は、これらの科目に関係なく急激に呼吸・循環等の異常、症状・病態の出現・憎悪を来した者に心肺蘇生などを含めた処置を施すことを主眼にする。さらには、救急隊要請の判断が利用者である住民側に完全に委ねられているために、実態としては軽症から重篤ま

病院前救護は傷病
の総合デパート

での全てを扱う。また、新生児、小児、高齢者などの年齢、性別に関係なく対応していることも大きな特徴である。このように病院前救護における傷病者像は、多岐に渡る診療科目、重症度、年齢、性別等の要因が複雑に交錯する三次元の集合体であり、あたかも傷病の総合デパートに例えることができよう。

②　救急医療サービスシステムの一分野としての捉え方

次に病院前救護の観点から救急医療体制を捉えてみる。救急医療体制はサービス提供の形態から、一般住民による応急手当、119番通報、救急隊による応急処置等、医療機関内での医師による治療、看護師による療養上の世話や診療の補助、さらにはリハビリテーションに分けられる。従来の治療偏重の医療概念を脱却させて、傷病の発生を生活過程のなかで捉えており、これらに対応する各領域は、極めて緊密な連続性を持つことになる。この連続性が片時も途切れないようにするには、構成員がそれぞれの領域で知識・技術を一定水準保持し、その専門性を発揮させた有機的な結合、いわゆるシステムとして知識・技術を提供できるようでなければならない。

図17　傷病の回復過程における各職種の領域

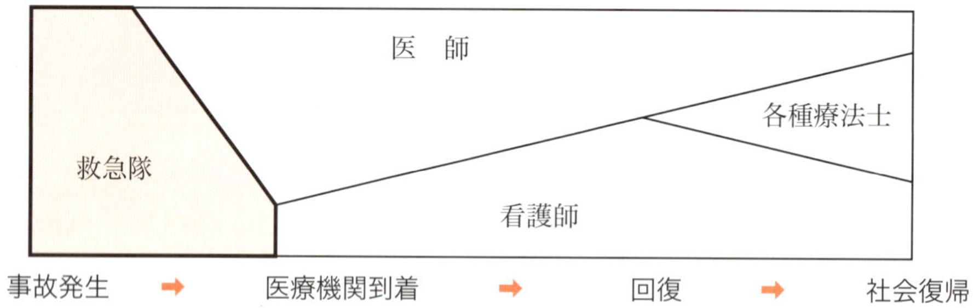

救急医療体制は各
領域で専門職によ
る活動が包括的に
展開されている

| 事故発生 | ➡ | 医療機関到着 | ➡ | 回復 | ➡ | 社会復帰 |

このように事故の発生から社会復帰までの間には、傷病に陥った者を再度、健全な形で社会生活に組み入れるために、それぞれの専門職による活動が包括的に展開されている。住民の医療需要の構造に対して、どのようなサービスを提供するかの仕組みが救急医療体制であり、その最たる構成要素である病院前救護活動そのものが適正に行われているかどうかが、傷病者の救命率に影響を及ぼしかねない重要な役割を担っている。

③　傷病の回復過程における病院前救護の領域

救急業務を消防法の定義を借りて端的に言い表すならば、「事故や急病による傷病者に対し、応急処置を実施しながら医療機関へ緊急に搬送する」ことである。これは一般の人が救急業務を理解しやすいように考え抜いた究極の表現法とも言える。しかし、人の命に関わる病院前救護の本質を表現するには、あまりにも平面的である。病院前救護は複雑で立体的な構造を有し、学問として

探究する場合には、病院前救護での物事や事象をどのように認識するかが重要となる。

図18　Chain of Resource and Information

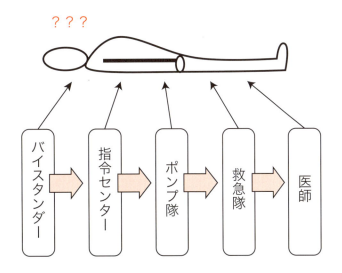

　病院前救護の中核となる処置や搬送から派生する傷病者への複雑な働きかけや相互作用のなかで、「現場の特性は」、「傷病者の生命に影響を及ぼす救急隊の行為とは」、「医療機関と異なる傷病者との関わり合いは」、「担架・救急自動車による傷病者搬送とは」など、現場から発信するためにも、もっともっと深く探究しなければならない。

　まずは医師でも看護師でもない救急隊が、医療機関外の現場で自律的・主体的に活動している厳然たる事実がある。救急隊の活動が病院前救護の概念で捉えられるように、救急医療体制のなかで病院前救護の独自性・機能性を有する固有の領域があり、医療（ここでは狭義的に用いて医師の行う医療をさす。）の対象とは全く異なる現場や傷病特性がある。そこには、自ずと医療や看護と異なる対処要領も存在するのである。

救急隊の独自性・機能性を有する固有の領域

④　病院前救護の独自性・機能性を認識する

（応急処置の内容から）

　救急隊に与えられた任務は、他の医療従事者と同じように人の生命を救う何にも代え難い崇高なものであるだけに、救急隊が地域の人から尊敬され、立派な職種であるとの社会的認知が得られるようでなければならない。

　認知されるためには、現場での行為・行動はもとより、処置に関する技術（処置だけでなく、観察、コミュニケーション、搬送等に関する技法を含む。）や傷病者等への対応についても、医師や看護師と異なった機能を有し、しかも、その存在が彼らと同等の立ち位置であるなど、責任あるメンバーの一つとしてみなされなければならない。

医師や看護師と異なった機能・領域を有する

　例を挙げる。医師、看護師、救急隊は、同じ行為として血圧測定を行う。行

為そのものは形式的に同じだが、目的はそれぞれ異なる。医師は病態を判断する一つの指標として血圧変化の度合いを捉え、異常の有無を診断し、投薬や治療に役立てる。

看護師は昨日と比べて今日は血圧が平常に戻ったので散歩の時間を多めにしよう、あるいはお風呂に入れようとか、日常における患者の生体機能の変化を捉えて療養上の世話に活かす。救急隊は現場で重要度・緊急度を判断する重要な指標の一つとして用い、診療レベルに応じた医療機関の選定、搬送に活かす。

このように、それぞれの領域ごとに行為・行動の目的が異なることをしっかりと認識する。病院前救護に関する認識を近接職種から際立たせないと、学問として作り上げることはできない。病院前救護の独自性・機能性を認識することで、病院前救護が学問として構築された暁には、さらに飛躍的に発展するようになる。

再度、繰り返す。病院前救護は医師や看護師では担うことのできない、現場で活動する者のみに与えられた独自の領域である。このなかで、できることをきちんと明確にし、特に医師や看護師の領域と対比することで、**図20**のように両者間の連携がどうあるべきかが決まってくる。

病院前救護に関する認識を近接職種から際立たせる

表2　病院前救護の独自性・機能面からの分類

区　　分	応　急　処　置　の　内　容
医療的な要素 （応急処置、救急救命処置）	・意識、呼吸、循環障害に対する処置 　（気管挿管、薬剤投与等） ・外出血の止血に関する処置 ・小児科領域に対する処置、産婦人科領域の処置、など
看護的な要素 （傷病者管理・保護）	・体位管理、保温、吐物・失禁処理、簡単な清拭 ・家族対応 ・コミュニケーション、など
病院前救護独自の要素	・活動の場の設定 ・搬送 ・医療機関の選定、など

（医師は看護師や救急救命士に診療の補助として業務を行わせているので、法制上は両者の行う全ての業務が網羅されるが、ここでは実態面から業務を細分化した。）

病院前救護の活動内容は、傷病への手当や症状を把握したり、苦痛を緩和するための保温・体位管理等がある。これらに含まれる機能をあえて狭義的に分けると、傷病の手当は侵襲部位の回復・保全を目的とする医師の診断・治療

に、保温・体位管理等は患者の安楽や世話を目的とする看護師の患者管理・保護と同様な働きかけをしているのが分かる。

図 19　看護的、医療的実践からみた病院前救護の機能

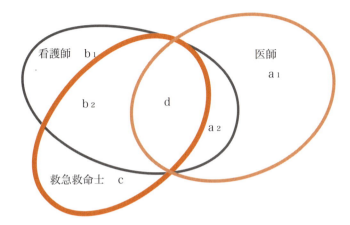

a₁ 絶対的医行為（外科手術、疾病に対する処置）

a₂ 相対的医行為（投薬等の診療補助）

b₁ 療養上の世話（日常生活の補助）

b₂ 療養上の世話（体位管理等）

c　病院前救護独自の要素（搬送、医療機関選定）

d　相互的医行為（救急救命処置の診療補助）

場の特性に対応することが病院前救護の本質的な機能（独自性）

　救急隊の行う応急処置は、医療行為の一部であり、行為・行動そのものは医療機関の医師、看護師と何ら変わらない。しかし、現場や傷病者の特性など、傷病者の置かれた状況が医療機関と比べようもなく特異的である。この特異性にいかに適切に対応するかが、病院前救護の本質的な機能（独自性）である。

　応急処置は医療処置との連続性を有する。応急の用語本来の意味合である「間に合わせ」、「仮の」、「一時的な」など、決して薄っぺらな内容を意味するのではない。傷病者の最終目的地である医療機関への移行過程にあり、処置の完結性を求められるものでもないが、救急医療体制のもとで救急隊のつなぐ役割として、応急処置の確実性、迅速性、有効性を期して傷病者の身体機能の維持を図らなければならない。

　止血処置を例に挙げる。外出血の止血処置は、体外に出ている血液を止め、重要臓器への酸素供給機能の低下を防止することである。医療処置では破損した血管を結紮し、創縫合をし、止血剤の投与等が行われる。生理的には血管の収縮、血液の凝固作用、血圧の低下などの止血作用が働くようになるが、応急処置とは、身体に備わっている防御作用を助長する方向に持っていくことである。体外への流出量をできるだけ少なくするために、出血部位からの流出圧に負けないよう包帯等を用いて物理的な外力を加える、処置後は損傷部位の動揺を防止し、心臓の位置より高くすると、その目的が達成される。一見、単純に思える応急処置も医学的根拠に基づき、医療処置との整合性がきちんと図られている。

（場の違いから）

　医療機関内では主に看護師と医師が対面し、患者を中心にした看護師の行為（診療の補助や療養上の世話）と医師の行為（診断・治療）が相互に「協力」

病院前救護の効果を医師及び看護師の役割ごとにつなぐ

し合う形を取る（協業）。

　病院前救護は、救急隊が自律的・主体的に傷病者へ作用を及ぼし、**図19**で示すb₂（療養上の世話）、d（救急救命処置の診療補助）の効果を医師及び看護師の役割ごとにつなぐ、いわゆる医師・看護師と救急隊は相互に「連携（リレー）」の形態を取る（分業）。このように医療機関内での医師と看護師は一元的、救急隊と医師や看護師は二元的な機能として捉えることができよう。

図20　応急処置から医療処置へつなぐ

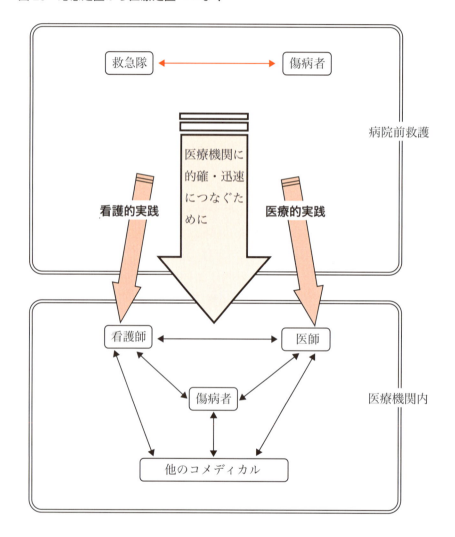

（医師との相互作用から）

　救急隊が自律性・主体性を持つにしても、医師との関係を考慮しないわけにはいかない。いかなる傷病者に対しても病院前救護と医療の最終目標は同じであるが、その作用の度合いに違いがある。

図21　病院前救護における救急隊と医師の相互作用

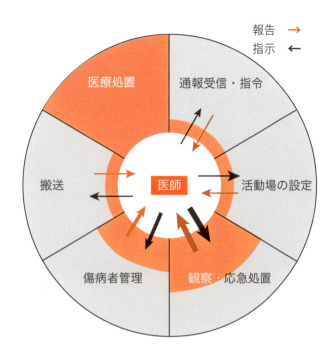

図21 では、それぞれの活動場面（フェーズ）での救急隊と医師との相互作用の度合いをみた。病院前救護体制が完全な医師主導・責任のもとに置かれているのではなく、現場特性や傷病者との関わり、装備・資器材、固有の技術等を踏まえ、傷病者の利益、活動の効率化につながるようバランスを図りながら（相互作用の度合いの変化）、応分の役割を果たしていることが分かる。

病院前救護における医師と救急隊の相互作用

（自律性・主体性から）

傷病者の置かれている特異的な現場は、傷病者アプローチ、観察や処置を阻む大きな阻害要因となる。病院前救護の目的を達成するためには、傷病者のもとへ分け入ることができるよう即座に現場環境を整えなければならない。

図22　病院前救護の活動現場における救急隊の自律性・主体性

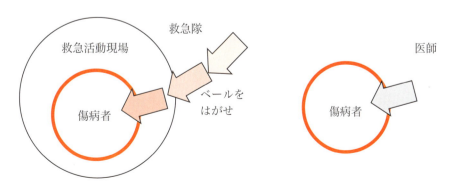

医療機関と病院前救護での傷病者の置かれた場の違いを例えてみる。医師がゆで卵を食べたいと思ったら、救急隊がゆでてくれて殻をむいてすぐに食べら

れるような状態で供される。おまけに皿にきちんと盛られ（常に仰臥位の状態）、いい塩梅に軽く塩までが振られている（危機的状況を改善方向に持っていく）。かたや救急隊の場合は、自分で卵を探し出し、ゆでることから先にしなければならない。ゆで方が悪いと殻に白身が付いてうまくむけない。見た目だけでなく、食べてみてもまずいかもしれない。おいしく食べるためには、自分でゆで加減、むき、塩振りをうまくしなければならない。それを自らの皿に盛るのである。

このように自律的・主体的に現場や傷病者を最適な状態に整えなければならない点からも、病院前救護の独自性・機能性を見いだすことができる。

> ☞ NOTE
> 病院前救護の独自性・機能性としての処置の内容、場の違い、医師との相互作用、自律性・主体性を際立たせる。

⑤　管理・保護を際立たせる

（苦痛への対応）

身体面、精神面からサポート

傷病の発生に伴って呼吸・循環機能の低下や苦痛等が生じるが、これらの修正、緩和を図る。例えば、腹痛の場合、腹筋の緊張を和らげるために両脚を軽く曲げ、症状や病態に応じて傷病者に苦痛を与えない最も安楽な体位を取るのも、その一つである。

（情緒的なサポート）

ここで見逃してはならない重要な役割がある。傷病者は医療機関へ搬入された後、数か月、あるいは何年もの間、医療体制のなかに置かれるようになるかもしれないが、現場で活動する者と傷病者の関わり合いは、傷病発生の現場から医療機関到着までの極めて短い時間である。心身が不可分の関係にあるように、身体的な障害発生に伴って恐怖や不安等の情緒的反応が傷病の程度や本人特性に応じて現れてくる。

医療過程へのスムーズな導き

ましてや傷病者は救急自動車に乗せられて、初めての医療機関へ搬送されるかもしれず、恐怖心や不安感は最高度に達するだろう。傷病者がスムーズに医療過程へ入って医師に引き継がれていくためには処置の連続性のみならず、極めて短い時間のなかで傷病者の恐怖心や不安感を少しでも解消するように支援しなければならない。これを解消できるのは、現場で傷病者と直に接している者だけである。情緒的な反応が事前に幾分か解消されるだけで、医師の治療がスムーズに行われるだけでなく、傷病者の精神的な負担も大いに軽減される。まさに医療処置への先導役として極めて重要な任務を負っている。

（代弁、擁護）

　自分の意思を自身で表明できない、あるいは、選択できない状況にある傷病者に代わり行動する機会が非常に多い。処置の内容、搬送医療機関の選定だけでなく、玄関ドアの施錠、火の元の点検、保険証の持参、家族への連絡等がある。傷病者の置かれた状況は様々であるが、その状況を一番知り得る臨場した救急隊に一義的に全権が委ねられており、代弁者（擁護者）としての立場から、傷病者の関心、利益を満たすよう最大限に配意する。

⑥　搬送を際立たせる

搬送媒体において"傷病者⇔救急隊"の関係が継続

　さらに搬送について考察してみる。まずは医療機関のように固定された場所での対応を迫られるのではなく、看護的な要素と医療的な要素からなる"傷病者⇔救急隊"の関係が、常に担架・救急自動車という搬送媒体で継続している。

　先程も述べたように、病院前救護が傷病者を医療機関へ搬送するという合目的下にあるので、傷病者の発生した現場で処置を完結させるのではなく、医師への引き継ぎまでの間、"傷病者⇔救急隊"の関係が常に維持される。これは最終目的地である医療機関へ傷病者を迅速に引き継ぐ過程で、救急隊の重要な役割として捉えることができる。迅速な搬送は、目的を達成するための時間的な空間を埋めることである。「Safe」、「Sure」、「Speedy」の 3 S's は、相反する要素に思えるかもしれないが、救急医療体制下でこれを合理的に満たすことが救急隊に求められる。

⑦　まとめ

　ここまでは、病院前救護の独自性・機能性を様々な観点から考察してみた。救急隊の行う応急処置は、医学・医療を拠り所にしているが、病院前救護の内容を分析して、医師や看護師に皆さんとは、ここが違いますよと、声高らかに主張できるようでなければならない。

救急医療体制の領域で救急隊の独自性・機能性を際立たせる

　言い方は荒いかもしれないが、医師や看護師などの他職種と渡り合っていくには、救急医療体制の領域で病院前救護の独自性・機能性を際立たせることが重要である。

　救急救命士制度が創設されて 20 年あまり経過してはいるものの、今なお病院前救護の領域で医師の関与が少ないのは歴然としている。医療機関内の他職種と比べてみても、病院前救護におけるチーム医療では、救急隊の自律性・主体性の度合いが非常に高いことを、否が応でも認識しないわけにはいかない。ならば、依怙地になってでも、救急医療体制のなかで救急隊の優位性をもっともっと鮮明に打ち出すべきである。

　現場に到着し、傷病者の症状や病態、さらには気持ちを聞き出し、感じ取り、考えて行動に移す、これは現場に赴き傷病者と直に接する者にしかできな

いことであり、傷病者や周囲の状況をどう見て、どう解釈したかによって、活動内容が変わってくる。極端な言い方をすると、傷病者の生死が救急隊に委ねられているのである。声を大にして言うが、臆すると救急隊としての専門性を発揮できないばかりか、自分たちの立ち位置さえ見失うことになりかねない。

病院前救護に託された領域で社会的な責任・役割を果たす

　ミニドクターならば、医師との上下関係で一部を肩代わりして指示どおりに動くだけでいいが、再三述べているように、病院前救護に託された領域で、しっかりと社会的な責任・役割を果たさなければいけない。第一走者がこけたら勝負にならないぐらいの気構えを常に胸に秘めておくことが大事である。
　（文中の④、⑤、⑥では、用語「救急隊」を多用した。）

(2)　学問としての体系付け

　病院前救護においても、医の倫理でもある道、仁（モラル、ヒューマニティ）がある。これらと知識、技術、態度が一体になり、学問としての病院前救護が成立すると考えられる。

☞ NOTE
　知識、技術、態度を実践する根底には、病院前救護の本質を問うことがなければならない。
　"実践⇔知識"の相互作用

　救命や苦痛の軽減は、身体をパーツ的に捉えて、機械的に知、技を適用させるだけのものではない。態度をも持ち合わせ、実践する根底には、病院前救護の本質を問うことがなければならない。
　救急業務が昭和38年に開始されて以来、あまたの素晴らしい実践があり社会的な評価が得られ、さらには救急救命士制度の創設によって、病院前救護での救命率向上を図るための高度な応急処置（救急救命処置）が付与されたにもかかわらず、病院前救護の学問的な発展は遅々としたものである。この最たる原因として、長い歴史のなかで、特に応急処置は職人肌のコツやカンの域にとどまり、個人的に修練を積み、これを徒弟制度的に後輩に伝承していく形態の感が強かったことが挙げられる。
　また、実践面では一人の救急隊から一事案ごとに場当たり的な対処要領を教わる、その場限りの経験の積み重ねによってプロフェッショナルとは異なるベテランの域、いわゆる名人芸に達するのが一般的である。このように古くから実践されてきたことが、その時々の個人的な経験に終わり、病院前救護の本質を追究するための有効な法則性が明らかにされなかったのである。

図23　知識と実践の融合（実学への過程）

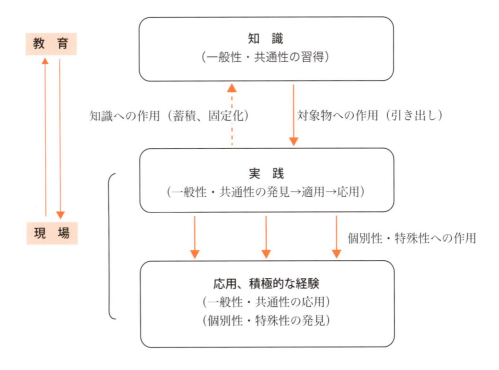

"実践⇔知識"の
相互作用を絶えず
繰り返す

　科学、または高度な知識に裏付けられた医療技術は、きちんとした理論のもとに一定の教育や訓練によって習得できる。理論化された教育内容によって、初めて現場での実践が体系的に行えるようになる。実践を通して一般性・共通性を、さらには個別性、特殊性を見いだし、これを教育に活かすという具合に、"実践⇔知識"の相互作用を絶えず繰り返していく。

(3)　プロフェッショナルとしての職業意識の醸成

　理論的に本質を明らかにすることは、職種としてどのような独自性・機能性を有するかを明らかにするとともに、そこに従事する者の職業意識や責任の重大さを植え付けることにもつながる。

☞ NOTE
　　他職種との区別化
　　職業意識が高い職業観へと転化
　　職業の背景に学問的裏付け

　医療従事者の共通の理念は、人々の健康を増進することである。この共通理念のもとで、医師は診断、治療を行う、看護師は診療の補助、療養上の世話をする、救急隊は応急処置と搬送を行うというように、それぞれの役割を持って機能連携する。救急隊の業務を応急処置のみに特化させてしまうと、病院前救護の独自性・機能性はぼやけてしまう。独自性・機能性を見いだすにしても、

緊急搬送を大前提にしたものでなければならない。

　数多くの観察、処置そのもののあり方を私自身、達観しているわけではないが、例えば、医療処置に迅速につなげることを前提にした処置のあり方、特異環境下における処置のあり方など、病院前救護の独自性・機能性を探究すると興味が尽きない。長年の貴重な経験が科学的に体系付けられることにより、職業意識が高い職業観へと転化していく。ひいては、これから救急隊を目指す者に病院前救護に対する考え方や学び方など、専門的な職業に対す興味と人生を託せる職として進むべき方向性を示してくれる。

経験が科学的体系付けにより職業観へと転化

　プロフェッショナルの該当要件の一つとして、その職業が学問的に裏付けされていることが挙げられる。医師と看護師の持つ機能を拠り所にしながら、傷病者に関わるという活動特性のなかで医学の完全な受け売りでなく、独自の学問体系を確立する必要がある。これは日々の実践のなかからしか培われてこない。プロフェッショナルとして成立するには、高度な知識・技術はもとより、拠り所となる理論でもって病院前救護を武装しなければ、いつまで経っても救急隊の自立は覚束ないことになる。

病院前救護の学問体系の確立は実践のなかからしか培われない

　病院前救護とは、病めるものの全人格を有する人間を相手にするものである。知識だけでは複雑な生命メカニズムに十分に適用できないし、反対に技術だけを振りかざすと人格を無視する傾向に陥り、人間の本性に迫ることはできない。そのためには、医学的知識、技術の習得や実践にのみ力点を置くのではなく、救急隊としてのモラル、ヒューマニティも保持しなければならない。これらのあり方を明らかにするためにも、理論的に病院前救護の本質を探究するのである。

　（文中では、用語「救急隊」を多用した。）

(4)　自己探究について

①　心構え

まずは各自で病院前救護観を持つ

　病院前救護の学問をどのように構築するかは、病院前救護の本質をどのように探究していくかに尽きるが、主観的要素が入らざるを得ない。最初は病院前救護に対する熱い思いでもいい（これを「病院前救護"観"」という。）。その思いを一応、体系付けし、これを土台に絶えず模索しながら病院前救護を展開させていく。

> ☞ NOTE
> 　平素の活動をとおして自ら理論を引き出す努力をすることが、病院前救護の学問を構築する過程となる。絶え間ない思考過程を経て、まずは自分なりに病院前救護を仮定してみる。

　その場その場の状況に流されないためには、命題としての「病院前救護とは何か」を踏まえ、対象をどのように認識するか、対象への技術適用、実践をどうするかなど、科学的に物事や事象を捉えるように心がけなければならない。あまりにも多様性を有する個々の事例に場当たり的、あるいは、一律的な対応をすると、病院前救護の目的を見失ってしまう（当然に「個」を否定するものではない。繰り返し述べているように、傷病者への対応は、一人ひとりが異なる存在で多様性を持つことが前提となる。）。常に一貫した対応をするには、自らが基本とすべきものを確立するのである。すなわち「病院前救護とは何か」を自らが科学的に理論武装し、あらゆる物事や事象にも対応できるようにする。

自らが科学的に理論武装を

図24　物事・事象の捉え方の発展

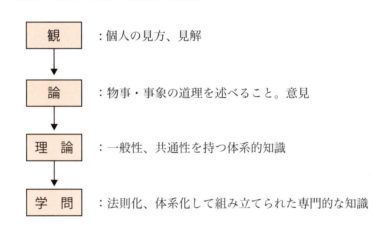

　観　：個人の見方、見解

　論　：物事・事象の道理を述べること。意見

　理　論　：一般性、共通性を持つ体系的知識

　学　問　：法則化、体系化して組み立てられた専門的な知識

②　理論を引き出す努力

　平素の取り組みをとおして、自ら理論を引き出す努力をすることが、病院前救護を学問へと導く過程となる。漠然とした気持ちのなかからは理論の土壌も作れないし、自分なりに認識しないと新たなものも発生してこない。

絶え間ない思考過程

　これは絶え間ない思考過程のなかでこそ、本来の姿が浮き彫りにされてくる。「人間は考える葦である」というパスカルの思想は、人間は宇宙全体のなかでは葦のように頼りないが、考えることにこそ人間の偉大さ、尊厳さがあるとしている。哲学者の唱える名言を解説すると仰々しくなるが、小難しい理屈を付けて考えるのではなく、まずは自分の思っていることを素直に表現することを意識して行う。

　同様に物事や事象の本質を捉える際にも、自己探究の過程を取り続ける必要がある。他人の意見をすんなり受け入れ、暗記もどきで対応するのは、考えることを自らが放棄したことになり、理論はもとより活動上の技術の発展も見込めない。最初は稚拙でもいい。絶えず思考の過程を経て、このことを考えみよう、あれも考えてみようと、意図的に取り組んでいくうちに、自分でも驚くほど思考の内容が膨らんでくるのが分かってくる。

　病院前救護の概念として何を構成要素とするのか、内容をどのように捉える

かを考え、他と異なるものがあれば、これを大いに発展させるよう独自の探究を続け、自分なりに本質を結論付けるのである。

自分なりに病院前救護の本質を結論付ける

③ 自己探究の過程

自己探究の過程であるが、自分なりに探し求めた本質は活動をするに当たって、当座の道標にすることができる。当座の意味するものは、必ずしも完璧でなくても、常に本質を探究する目を持ち、想像力でもって新しいことを見いだす努力を怠らず、自己の病院前救護に対する理念を自らが作り上げていく姿勢を意味する。

自己の病院前救護に対する理念を自らが作り上げていく

では、どのような形で病院前救護の本質を捉えるか、目標を達成させるかであるが、「病院前救護とは何か」を絶えず自問自答し、自己探究の過程を取るよう、これまで説いてきた。大上段に構えて、いきなり独自の探究方法を確立しようとすると、当然に無理が生じてくるかもしれない。

病院前救護に関しては、いまだに事実や現象を統一的に説明する理論ができていない。言葉が先行しているが、その学問体系は種を撒く土壌さえこしらえられていない状況にある。しかし、学問を視野に入れる背景は十分過ぎるほどにある。幸いにして、近接領域に医学、看護学の見事な手本がある。理論構築に際して医学性を適用することを全面的に否定するのではなく、病院前救護が医学・看護的な側面を適用しているならば、これを土台にして派生的に、あるいは模倣でも構わないから病院前救護を捉える試みも一つの方法である。

初めから完璧なものが出来上がることは到底望めない。稚拙でも構わない。「学ぶ」の語源が「まねる」であるように諸先輩から教えを乞い、一歩を踏み出すのである。理論が存在しないこと自体が現場を危うくするということを肝に銘じながら。

（「本章、4病院前救護学の構築、(1) 病院前救護における物事や事象の特性、④病院前救護の独自性・機能性を認識する」（57 頁）では、病院前救護に関する認識を近接職種から際立たせるよう力説したが、先駆者から大いに学ぶ。ないものねだりしてもしょうがないのである。）

(5) 病院前救護学の構成科目

病院前救護学は当然に複数の科目から構成される。特に救急隊と傷病者との相互作用（処置技術、コミュニケーション等）を中心に、それとの関わりを持つ、119 番受信体制、MC医師、搬送医療機関、資器材、教育、労務管理、危機管理等の科目が挙げられる。

このように多くの科目を並び立てたが、物事や事象を構造化し、その具体的なものから一般性・共通性を見いだして本質を概念化し、さらには、その本質から具体例を照らしてみる、"行ったり（上る）来たり（下る）"の重要性を

何回も説いてきたように、これらが個々に縦割り的な専門科目として突出しないように注意する。病院前救護学をシステム全体で捉えられるよう定義付け、これに照準を合わせて、各科目を科学的に明確にしていくことが、病院前救護学のメインテーマになるだろう。

図 25　病院前救護学の構造

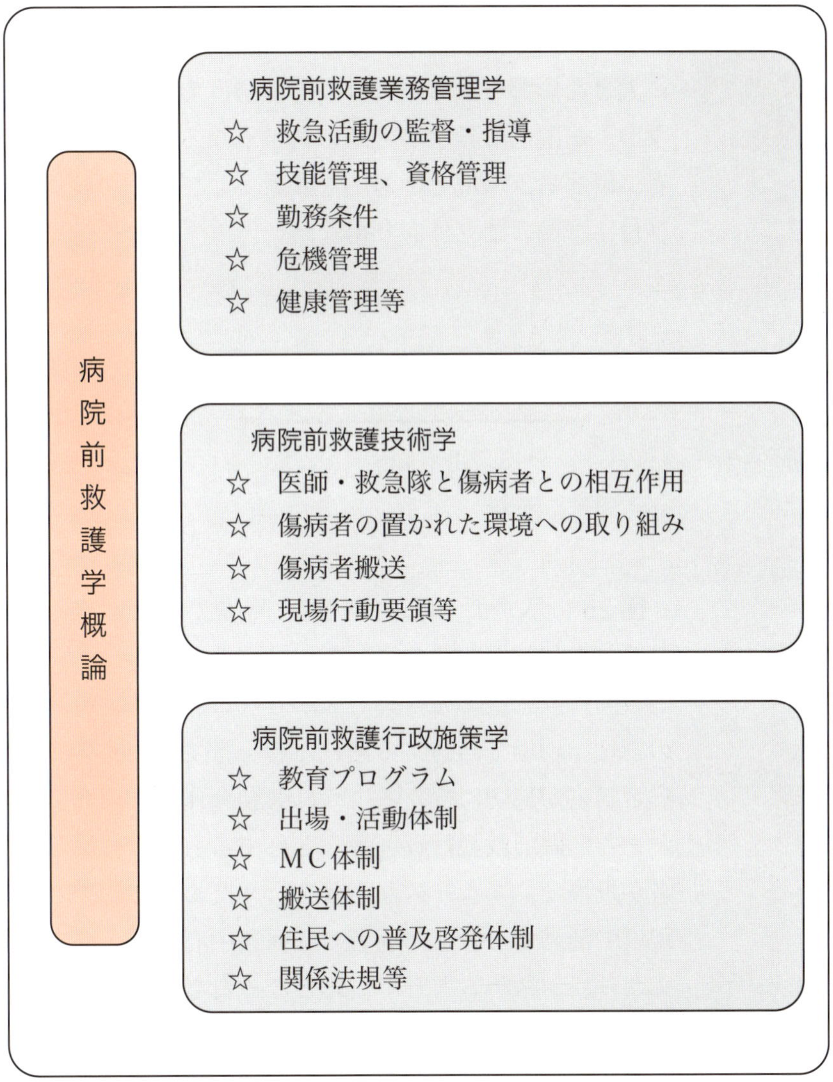

病院前救護学概論

病院前救護業務管理学
- ☆　救急活動の監督・指導
- ☆　技能管理、資格管理
- ☆　勤務条件
- ☆　危機管理
- ☆　健康管理等

病院前救護技術学
- ☆　医師・救急隊と傷病者との相互作用
- ☆　傷病者の置かれた環境への取り組み
- ☆　傷病者搬送
- ☆　現場行動要領等

病院前救護行政施策学
- ☆　教育プログラム
- ☆　出場・活動体制
- ☆　MC体制
- ☆　搬送体制
- ☆　住民への普及啓発体制
- ☆　関係法規等

　病院前救護学に、4つの領域を含める。まずは、病院前救護学の概論で、これまで述べてきたように「病院前救護とは何か」との問いを前提に、病院前救護の物事や事象に共通して存在する一般性・共通性、さらには病院前救護の特性としての個別性・特殊性を学問的に論じ探究するものである。これは、全ての領域に共通するものであるから、これを中核に相互が密接に関連性を持ち、病院前救護学全体がシステムとして構成されるものである。

　次に病院前救護技術学で、身体的、心理的、社会的に安楽にするために、どのような対象者を、いかに救護するかについての理論と実践である。すなわち、病院前救護技術学は、観察・判断、処置と搬送の対象となる傷病者との相互作用などのシステムからなる。

救急救命士法の規定上、実際の活動では、MC医師との関係も重視せざるを得ないが、実態としては、傷病者の症状等の判断、傷病者への対応・適用処置の判断、処置の実施時期、医療機関への搬送タイミング・搬送先の決定等、行動・判断のほとんどが現場で傷病者に直接対応している者に委ねられており、MC医師との直接の関わり度合いは極めて小さい。このようなことから、現場で活動する者の働きかけと救護を受ける傷病者との相互作用を中心にした理論や実践を生み出していかなくてはならない。

傷病者の置かれた環境との関わり合いを重視

また、医療機関外という極めて特異的な環境との関わり合いが傷病者の状態に大きな影響を及ぼすだけに、傷病者の置かれた環境を無視するわけにはいかない。病院前救護学が実践の科学となるからには当然であり、現場で活動する者、傷病者、環境を絶対的な要素として相互の関係を捉えない限り、実践に結び付く理論の確立はあり得ない。

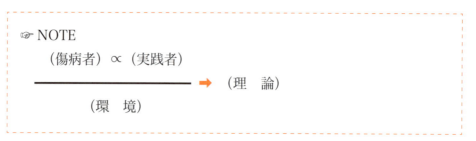

図25に示すように、傷病者と現場で活動する者との相互関係を適切に支えて優れた病院前救護の活動を保証するためには、病院前救護業務管理学と病院前救護行政施策学の構築も欠かせない。病院前救護業務管理学は、行動や態度の管理、現場で活動する優れた者を育てるための教育実践、危機管理など、傷病者対応が適切に行えるように業務全体を管理するものである。

また病院前救護行政施策学と称するものは、病院前救護を専門に行っている者が現場で、スムーズな実践を行うための体制作りの実務である。このように現場で活動する者と傷病者の関係を中心に、これらが相互に影響を及ぼし合っており、システムとして一体となったものを扱わないと片手落ちとなる。技術性を重視した病院前救護技術学だけで十分であると思うかもしれないが、それだけでは、より充実した病院前救護の目的は達し得ない。

「第1章 理論の基礎、3病院前救護の理論作りに向けて、(2)理論がこれまで確立されなかった理由、④技術性の偏重、⑤教育内容の欠落」(21頁)でも述べたように、職業教育に特化させるのではなく、専門性教育として幅広い応用性のある能力を習得することを主眼にした内容で構成すべきである。

傷病者の応急処置技術の向上を図るための教育プログラムも不可欠であり、さらには教育プログラムを発展させるためには、MC体制での事後検証や教育等に関わる委員会を設置し、その検討結果を今後の施策に反映させるという具合に、中核となるシステムを十分に機能させるための周辺プログラムの存在が大きな影響を持つ。

(6)　実践科学としての病院前救護学

①　実践科学への該当性

　　病院前救護学が実践の科学となることの意味合いを若干述べてみる。病院前救護の技術を傷病者に役立てるには、病院前救護の質を考え、適切な管理を実際に行い、さらには、活動が適正に行われるようなシステム作りがなければならない。

　　病院前救護技術学は、症状の悪化防止や生命危機を回避するための技術を現場の傷病者に適用する実践の科学である。個別性・特殊性の強い実践を科学の枠内に組み入れる妥当性を見いだすことの難しさについては、「第1章　理論の基礎、2病院前救護と理論、(4)特殊性と理論」（15頁）で述べたが、科学性の強い技術を適用するものであるから、道理にかなっていることが理解できるだろう。

　　一方、病院前救護業務管理学、行政施策学は必ずしも実践的な科学とは言えないかもしれないが、これらは病院前救護技術学を周辺から支えるものであり、実践的な側面を有する。このように四者は切っても切り離せない密接な相関関係を持つ。それを踏まえた上で、科学的に学問全体の体系化を図るという目的を、見失わないようにしなければならない。

学問全体の体系化を図る

②　自らの、自らによる、自らのための理論

　　「本章、3病院前救護の関連科目」（54頁）でも触れたが、病院前救護学を実践の科学として定義付けた場合に、それが心理学や医事法などの応用で構築できるはずがないことは明らかであろう。あくまでも現場は、自律的・主体的な病院前救護の実践であり、その一面を捉えるために必要とされる心理的、あるいは法的な視座を提供するに他ならない。

　　これらは病院前救護学の一部を構成する際には欠かせないものの、これまでに述べたように人間の行動特性、ましてや危機的状況にある傷病者と複雑な関わりを持つ現場の多様性、臨機応変、高度判断を伴う実践の研究には、十分に対応できない。例えば、法律問題の惹起を懸念して諸活動を捉えてみても、所詮、物事や事象の本質の措定、いわゆる病院前救護

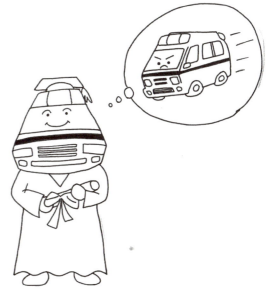

72

学の構築はできない。ましてや、属人的な物事や事象の捉え方は、その人の関心の域を脱し得ないのである。

再三述べているように、病院前救護の実態を客観的に捉えた者でなく、実際に病院前救護をやっている者が実践をとおして病院前救護学を作り上げていくより他はない。そのためには、関連科目の寄せ集めやその応用だけでなく、病院前救護を行う場面での実践的仮説に基づいた研究や検証が必要となる。

病院前救護の実践をとおして病院前救護学を作り上げる

(7) まとめ

この章を簡潔にまとめてみる。

※ 帰納的アプローチでもって経験から本質に向かって考えていく。体験を概念化する作業が本質への道となる。

※ 1日何件もの貴重な体験を、それだけで終わらせてしまっていいのか。それは、単に月日が流れているだけで、自分のキャリア形成につながっていかない。

※ 物事や事象をきちんと認識し、これを行為・行動に移す。

> 実践でやってきた大切なことが明らかに残る形あるものとして次に伝えられる

※ 実践したことを言語化・可視化する→"記録に残す"ことと"記憶に残る"には大きな差がある。

> その人の感覚的なものに過ぎない他人には知らされない

※ これからは、数多くの経験を積み重ねるだけでなく、一般性・共通性を踏まえ、さらには個別性・特殊性を即座に見いだし、実践に移せることが大事である。

※ 物事や事象に対して行き当たりばったり、出たとこ勝負でないことである。

※ 経験事例を言語化・可視化する意識的なプロセスが必要である（科学的にする）。

第一段階：体験、出来事→言語化・可視化
第二段階：他者の体験、出来事、データは？→自分なりの理解（病院前救護"観"）
第三段階：経験事例の本質を考える→概念として記述（病院前救護"論"）
最終段階：学問へ（病院前救護"学"）

結びに

（病院前救護の絵柄を作る）

　物事や事象の全体は、いくつかの構造に分かれる。そうすることで物事や事象が単純で分かりやすくなる。ここでは病院前救護の全体像を捉えるために、私なりにその構造を分析してみた。これは非常に重要なことで、病院前救護を理解し、学問的に価値ならしめる前提には、その構造を科学的に分析する必要がある。

　人体の全体像だけからは、筋肉や骨の働き、呼吸や循環の仕組みは分からない。内部の構造を明らかにすることで、組織や機能に障害を来したときには、その働きや仕組みを捉えた具体的な対処要領が取れるようになる。これが科学的に物事や事象を捉える第一歩となる。

　さらには、反対にしっかりと科学的構造を捉えた上で、統合された病院前救護の全体像をも作り上げていかなければならない。当然に目標とする全体像が漠然としていたのでは、実体なき対象に働きかけているようなもので、非常に労力を要し、成果もまったく期待できない。全体と部分は切っても切り離せるものではない。全体の捉え方がよければ部分の捉え方もよく、両者はしっかりと補い合うようになる。

全体と部分は切っても切り離せるものではない

　法制上、救急業務が開始され今日までの半世紀近くに渡り、積極的・意図的ではないにしろ、幾多の先人たちによって社会的な評価を得るような輝かしい業績が作られてきた。しかし、これらか先も、この業績が経験的な積み重ねで作られるのか、あるいは、新たに学問的な手法で構築されていくのとでは、病院前救護の発展のみならず、社会的な評価にも格段の差が生じてくる。量が質的向上に移行するのは当然なことであり、この業績作りを自らが考えることをしないと問題解決能力や志向性が疑われ、また、これまでがそうであったように、現場での技術が高度になるほど医師の関与が増し、いずれ現場で活動する者の存在そのものが、もぬけの殻の状態になりかねない。

　執拗に繰り返したが、病院前救護を学問的に価値ならしめるためには、他とは明らかに異なる領域を有する独自の絵柄をしっかりと作ることである。

（自らの手で病院前救護学を作る）

　学問の確立、発展について看護に学べというのが、私の信条でもある。看護師が医師との完全な主従関係を断ち切り、看護学は科学的学問として医学より体系化されていると言われるようになるまでに、看護師自身の手で確立されてきた。我々も自らの手で病院前救護の実践についての理論を探究しなければならない。医学や看護学と肩を並べて学問が構築されないと、病院前救護の発展は望むべくもない。

Theory of the EMT, by the EMT, for the EMT

　自らが無用な苦労をせず、これまでと違って飛躍的に成長していく、傷病者のためによりよい活動をしていくために、現場の事例を単なる経験として積み

重ねていくだけでなく、事例から本質を見いだすことを自らの手でやっていく。病院前救護の本質を見いだし、これをベースに症状・病態や小児、高齢者等ごとの観察、処置、傷病者等の対応要領、搬送要領などの具体的な内容の検討を積み重ねていく。

医学におんぶにだっこの知識ではだめ。

自分が伸びていく過程には、二とおりあると思う。自分でとことん考え、新たなことを見いだす方法、あるいは、他人の意見を拠り所に自分の考えを発展させていく方法である。

事実や現象を探究し続けるということ、すなわち自らの学問は他からの強制ではなく、自分で追い求める努力をしなければならないところに困難さが生じてくる。到達点、結論は、はるかかなたにあるかもしれない。しかし、その過程で一つずつ新たな発見をすることに多くの喜びが見いだされることも事実で、そのことを糧にしながら日々頑張り続けなければならない。病院前救護は実践の科学、理論に基づいた病院前救護（Theory Based Prehospial Care）を自らが考える。

自らの手によって病院前救護に関する学問を作っていくんだと、念仏のように唱えてきた。これから救急救命士として現場デビューする方もいるだろう。初めの数年間は、一つひとつの事例を失敗しないよう処理するのに精一杯かもしれない。「**救急救命士とは**」、「**自分がやっている病院前救護とは**」と自らが振り返る時期が必ず来る。その日に向けて私の言い続けてきたことが、ボディーブロのように皆さんの全身にじわじわと効いてくるようになれば、同志として非常に心強い。

皆さんに病院前救護の学問を考える動機付けの役目を果たせたかどうか分からない。いまだに検証が不十分で踏み台にもならないかもしれないが、モグラ叩きのモグラ役も世の中には必要である。

☞ NOTE

Theory Based Prehospital Care

Evidence Based Prehospital Care

病院前救護の本質をベースにした学問作りを

あえて失礼を顧みず、止めの一撃を！
愚者は経験に学び、賢者は歴史に学ぶ、そして聖人は経験から悟る
　－ドイツ宰相、オットー・ビスマルク

個人の経験から導き出された判断よりも、多くの人々の経験を集め、比較検討し、客観的に事実や現象として定着した歴史をもとに判断したほうが間違いない。

さらなる愚者は経験からも学び得ない！

　（文中では「救急業務」、「救急自動車」、「救急現場」など消防組織で汎用されている文言を用いたが、「病院前救護」、「救急用自動車」、「緊急現場」等に置き換えて下さい。）

あとがき

　病院前救護を"学問"として作り上げるのが私の念願であったが、高邁なテーマへの取り組みに今もって不安だらけで、積年の思いを活字として示すことの責任の重さを痛切に感じている。本文を4章立てて構成はしたものの、筆の及ばないところも多く、内容も論理的に展開していないかもしれない。

　しかし、この拙い発想・試論が、これからの学問構築に向けた踏み台として役立つならば、私にとっては一応の収穫であろう。

　こうした遺言に似た私の思いを、後世に残せる一冊の本にする機会を作って下さった近代消防社の代表取締役三井栄志氏に心より感謝の意を表したい。

　　平成29年1月

　　　　　　　　　　　　　　　　　　　　　　　　窪　田　和　弘

イラスト：窪田新太郎

参考文献
1）薄井担子：「科学的看護論」　日本看護協会出版社
2）澤瀉久敬：「哲学と科学」　NHKブックス
3）瀬江千史他：「医学教育概論(1)、(2)」　現代社
4）川島みどり：「看護学のすすめ」　筑摩書房
5）ヴァージニア・ヘンダーソン著、湯槇ます他訳：「看護論」　日本看護協会出版会
6）窪田和弘：「救急業務論の確立について（東京消防、平成3年〜平成4年)」　東京消防協会
7）川島みどり：「シリーズ　看護の原点　ともに考える看護論」　医学書院
8）高橋照子：「シリーズ　看護の原点　人間科学としての看護学序説－看護への現象的アプローチ」　医学書院
9）小玉香加津子：「看護学双書　看護学概論」　文光堂
10）波多野梗子：「救急理論と実践の接点」　医学書院

【著者紹介】　窪田　和弘（くぼた・かずひろ）
　　　　　　　琉球大学保健学部保健学科卒業
現職：一般財団法人救急振興財団救急救命東京研修所研修部
　　　参事兼教授、帝京大学医療技術学部スポーツ医療学
　　　科救急救命士コース客員教授
資格：第一種衛生管理者、臨床検査技師、救急救命士
歴任：東京消防庁調布消防署長、立川消防署長
　　　第5次救急救命士国家試験問題作成委員、救急救命
　　　士国家試験出題基準委員
主な著書：「救急隊の成長を促すレシピ　－そのノーブレス・
　　　　　オブリージュなるもの－」（近代消防社）、「子どもの
　　　　　救急大事典―応急手当と体のしくみ」（理論社）、「図
　　　　　解　救急救命処置法」（東京法令）、「アンビューノー
　　　　　ト」（東京法令）、「日本大百科全書（ニッポニカ）」（小
　　　　　学館）

編集・著者権及び
出版発行権あり
無断複製転写禁ず

病院前救護学の構築に向けた
理論的基盤

定価（本体 1,200 円＋税）
（送料実費）

著　者　窪　田　和　弘

発　行　平成 29 年 2 月 1 日（初版）

発行者　株式会社　近代消防社
　　　　三井　栄志

発 行 所

株式会社 近 代 消 防 社

〒105-0001　東京都港区虎ノ門 2 丁目 9 番 16 号
　　　　　　　　　　（日本消防会館内）
　　　TEL（03）3593－1401㈹
　　　FAX（03）3593－1420
　　　URL　http://www.ff-inc.co.jp

〈振替　東京00180－6－461　00180－5－1185〉

ISBN 978-4-421-00893-7〈落丁・乱丁の場合は取替えます。〉2017©

別図1

（例）担架で搬送する場面の行動内容を良い点、悪い点に関係なく、気付いた点を書き並べる。これを小、中、大の同類、同種の行為・行動ごとにまとめていくと、別図2の「方法；改善方向に持っていく」、
　　　A「働きかける」のA-1、A-2、A-3のカテゴリーでまとめ、「適正な処置・管理のもとに安全・安楽・迅速に搬送する（傷病者の身体機能に作用する救急隊側の要件）」と定義付けることができた。

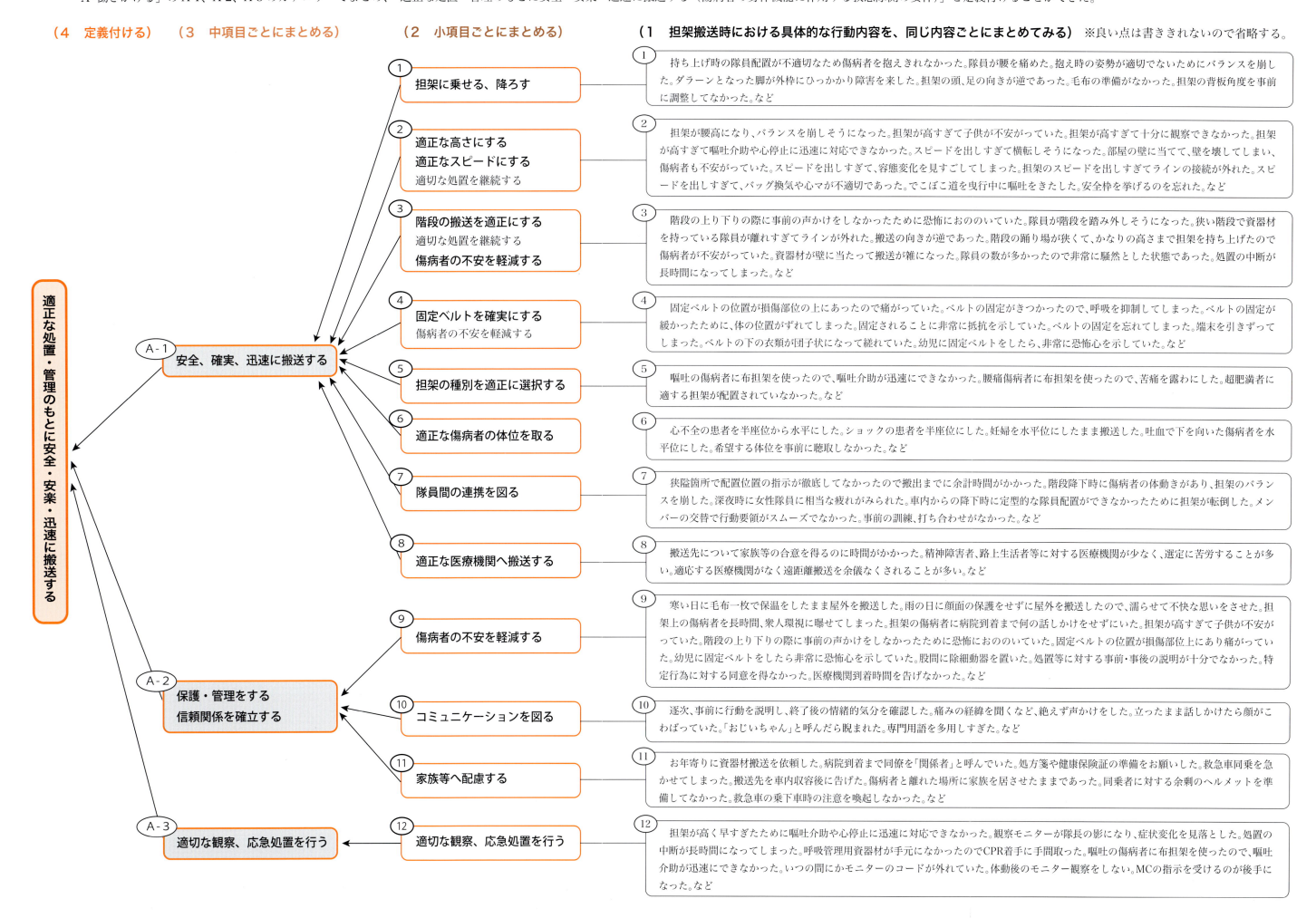

（4　定義付ける）　　（3　中項目ごとにまとめる）　　　　（2　小項目ごとにまとめる）　　　　　　（1　担架搬送時における具体的な行動内容を、同じ内容ごとにまとめてみる）　※良い点は書ききれないので省略する。

適正な処置・管理のもとに安全・安楽・迅速に搬送する

A-1　安全、確実、迅速に搬送する

① 担架に乗せる、降ろす
① 持ち上げ時の隊員配置が不適切なため傷病者を抱えきれなかった。隊員が腰を痛めた。抱え時の姿勢が適切でないためにバランスを崩した。ダラーンとなった脚が外枠にひっかかり障害を来した。担架の頭、足の向きが逆であった。毛布の準備がなかった。担架の背板角度を事前に調整してなかった。など

② 適正な高さにする　適正なスピードにする　適切な処置を継続する
② 担架が腰高になり、バランスを崩しそうになった。担架が高すぎて子供が不安がっていた。担架が高すぎて十分に観察できなかった。担架が高すぎて嘔吐介助や心停止に迅速に対応できなかった。スピードを出しすぎて横転しそうになった。部屋の壁に当てて、壁を壊してしまい、傷病者も不安がっていた。スピードを出しすぎて、容態変化を見すごしてしまった。担架のスピードを出しすぎてラインの接続が外れた。スピードを出しすぎて、バッグ換気や心マが不適切であった。でこぼこ道を曳行中に嘔吐をきたした。安全枠を挙げるのを忘れた。など

③ 階段の搬送を適正にする　適切な処置を継続する　傷病者の不安を軽減する
③ 階段の上り下りの際に事前の声かけをしなかったために恐怖におののいていた。隊員が階段を踏み外しそうになった。狭い階段で資器材を持っている隊員が離れすぎてラインが外れた。搬送の向きが逆であった。階段の踊り場が狭くて、かなりの高さまで担架を持ち上げたので傷病者が不安がっていた。資器材が壁に当たって搬送が雑になった。隊員の数が多かったので非常に騒然とした状態であった。処置の中断が長時間になってしまった。など

④ 固定ベルトを確実にする　傷病者の不安を軽減する
④ 固定ベルトの位置が損傷部位の上にあったので痛がっていた。ベルトの固定がきつかったので、呼吸を抑制してしまった。ベルトの固定が緩かったために、体の位置がずれてしまった。固定されることに非常に抵抗を示していた。ベルトの固定を忘れてしまった。端末を引きずってしまった。ベルトの下の衣類が団子状になって繞れていた。幼児に固定ベルトをしたら、非常に恐怖心を示していた。など

⑤ 担架の種別を適正に選択する
⑤ 嘔吐の傷病者に布担架を使ったので、嘔吐介助が迅速にできなかった。腰痛傷病者に布担架を使ったので、苦痛を露わにした。超肥満者に適する担架が配置されていなかった。など

⑥ 適正な傷病者の体位を取る
⑥ 心不全の患者を半座位から水平にした。ショックの患者を半座位にした。妊婦を水平位にしたまま搬送した。吐血で下を向いた傷病者を水平位にした。希望する体位を事前に聴取しなかった。など

⑦ 隊員間の連携を図る
⑦ 狭隘箇所で配置位置の指示が徹底してなかったので搬出までに余計時間がかかった。階段降下時に傷病者の体動きがあり、担架のバランスを崩した。深夜時に女性隊員に相当な疲れがみられた。車内からの降下時に定型的な隊員配置ができなかったために担架が転倒した。メンバーの交替で行動要領がスムーズでなかった。事前の訓練、打ち合わせがなかった。など

⑧ 適正な医療機関へ搬送する
⑧ 搬送先について家族等の合意を得るのに時間がかかった。精神障害者、路上生活者等に対する医療機関が少なく、選定に苦労することが多い。適応する医療機関がなく遠距離搬送を余儀なくされることが多い。など

A-2　保護・管理をする　信頼関係を確立する

⑨ 傷病者の不安を軽減する
⑨ 寒い日に毛布一枚で保温をしたまま屋外を搬送した。雨の日に顔面の保護をせずに屋外を搬送したので、濡らせて不快な思いをさせた。担架上の傷病者を長時間、衆人環視に曝せてしまった。担架の傷病者に病院到着まで何の話しかけをせずにいた。担架が高すぎて子供が不安がっていた。階段の上り下りの際に事前の声かけをしなかったために恐怖におののいていた。固定ベルトの位置が損傷部位上にあり痛がっていた。幼児に固定ベルトをしたら非常に恐怖心を示していた。股間に除細動器を置いた。処置等に対する事前・事後の説明が十分でなかった。特定行為に対する同意を得なかった。医療機関到着時間を告げなかった。など

⑩ コミュニケーションを図る
⑩ 逐次、事前に行動を説明し、終了後の情緒的気分を確認した。痛みの経緯を聞くなど、絶えず声かけをした。立ったまま話しかけたら顔がこわばっていた。「おじいちゃん」と呼んだら睨まれた。専門用語を多用しすぎた。など

⑪ 家族等へ配慮する
⑪ お年寄りに資器材搬送を依頼した。病院到着まで同僚を「関係者」と呼んでいた。処方箋や健康保険証の準備をお願いした。救急車同乗を急かせてしまった。搬送先を車内収容後に告げた。傷病者と離れた場所に家族を居させたままであった。同乗者に対する余剰のヘルメットを準備してなかった。救急車の乗下車時の注意を喚起しなかった。など

A-3　適切な観察、応急処置を行う

⑫ 適切な観察、応急処置を行う
⑫ 担架が高く早すぎたために嘔吐介助や心停止に迅速に対応できなかった。観察モニターが隊長の影になり、症状変化を見落とした。処置の中断が長時間になってしまった。呼吸管理用資器材が手元になかったのでCPR着手に手間取った。嘔吐の傷病者に布担架を使ったので、嘔吐介助が迅速にできなかった。いつの間にかモニターのコードが外れていた。体動後のモニター観察をしない。MCの指示を受けるのが後手になった。など

別図2　病院前救護の本質；医療処置に的確・迅速につなぐために身体機能の危機的状況を改善方向に持っていく

目的；医療処置に的確・迅速につなぐために　　　対象；身体機能の危機的状況を　　　方法；改善方向に持っていく
　　　　　　　　　　　　　　　　　　　　　　　　　　　　（残存する生命力を）　　　　　　　　　　（高める）

これは病院前救護の本質（独自性・機能性）を明らかにしていくものである。突然の傷病発生により身体機能に支障を及ぼす環境特性、取り巻きの家族等の存在、傷病者本人の特性等は、病院前救護の核となる応急処置や医療機関搬送に大きな作用を及ぼすことになる。病院前救護とは、傷病者がこれらの障害要因から受ける影響を積極的に排除しながら、医療処置にスムーズに結び付けることである。

スムーズな医療処置に向けて

・傷病者の障害そのものを把握する
・障害の過程、機序、背景を把握する
・障害を反映する症状、徴候を把握する

重症度・緊急度を判断する

・回復、安定させるために必要な要件を認識する
・目的を達成するための優先度を決定する
・適切な医療処置内容、医療機関のレベルを把握する

＋

・事前に傷病者の情報を伝達する

Ⅰ　身体機能に作用する救急隊の要件

A働きかける

① 迅速に、安全に搬送する
・処置を継続しながら、安全・迅速に搬送する
・緊急度、重症度に見合った医療機関へ搬送する
・症状、病態に合わせた体位管理をする
・隊員間の連携を図る、など

② 保護・管理をする、不安を軽減する
・コミュニケーションを図る
・保温等を実施する
・安全、安心を与える
・信頼関係を確立する
・情緒的反応に対処する
・プロフェッショナルを保持する、など

③ 応急処置を実施する
・観察をする
・適正な応急処置を行う
・MC体制のもとに応急処置の質を担保する、など

Ⅱ　身体機能に作用する外部の環境的要件

B排除する

傷病者を救護する活動の場を整える
物的・人的障害要因の排除する
・身体機能の低下をもたらす環境的条件（寒暖、風雨、光、音等）を排除する
・直接的な事故要因の排除する
・二次的災害要因を排除する
・群衆をコントロールする、など

Ⅲ　傷病者に関わり合いを持つ家族等の要件

C確立する

家族との相互作用を確立する
・コミュニケーションを図る
・安全、安心を図る
・信頼関係を確立する
・情緒的反応に対処する、など

Ⅳ　社会的な要件

D配慮する

社会的な背景を把握する
・生活状況を把握する
・傷病者等の傷病への認識度を把握する、など